(M)eine Achterbahnfahrt
mit
Morbus Bechterew

„Bechterewler brauchen Bewegung!
Bechterewler brauchen Beratung!
Bechterewler brauchen Begegnung!"

(DVMB)

Martina Gerle

Über die Autorin:

Frau G. leidet seit ihrem 17. Lebensjahr an Morbus Bechterew. Seit dieser Zeit hat sie viele verschiedene Therapien gemacht, jede Art von Medikament ausprobiert und war etliche Male auf Kur. Sie weiß wie sich jeder einzelne, schmerzhafte Zentimeter ihres Körpers anfühlt wenn er entzündet ist. Sie kennt die Höhen und Tiefen der Krankheit, die ständigen Auf und Abs. Sie weiß wie schwer es ist, sich vor allem als junger Mensch in der heutigen Gesellschaft als chronisch Kranker durch zu schlagen. Heute hat sie ihren Bechti fest im Griff... auch wenn er gelegentlich immer wieder mal vorbei schaut und laut „Hallo" sagt...

Über das Buch:

Morbus Bechterew ist eine von mehreren, verschiedenen Rheuma Arten die für den Betroffenen viel Leid, Kummer und vor allem viel Schmerzen bedeutet. Schmerzen, die für einen gesunden Menschen kaum vorstellbar sind, und einen fast in den Wahnsinn treiben können. Viele chronisch Kranke fallen deshalb oft in ein großes, schwarzes Loch und finden nur durch viel Verständnis, Rücksichtnahme und Hilfsbereitschaft ihrer Mitmenschen wieder heraus. In diesem Buch erzählt die Autorin auf einfache Weise, ohne medizinisches Fach-Chinesisch sondern mit viel schwarzem Humor, wie sie 20 Jahre ihres Lebens schon mit der schweren Krankheit lebt, und gelernt hat damit umzugehen. Von ihrem ewigen Kampf gegen die Schmerzen, der Intoleranz ihrer Umwelt, ihrer Angst krumm und steif zu werden... und wie sie es geschafft hat, heute fast schmerzfrei zu leben.

Himmel & Hölle

Roman

**Für alle die den Weg noch gehen...
Oder schon gegangen sind**

Martina Gerle

Impressum

Herstellung und Verlag: Books on Demand
GmbH, Norderstedt
ISBN: 9783848212286
Copyright © Martina Gerle 2012
Cover-Gestaltung: Sabrina Diestinger
Fotos: Marcus Littwin, Martina Gerle
www.martina-gerle.jimdo.com

INHALT:

VORWORT:

„Hilflos wie ein Käfer auf dem Rücken"
-    ist nicht nur ein Spruch der sich nach einer
ziemlich hilflosen Lage anhört,
sondern für viele Bechtis leider traurige
Wirklichkeit geworden ist.
Oder es zumindest schon einmal war.
Wie man das Beste aus dieser Situation rausholt
und am besten damit klar kommt,
muss jeder Einzelne für sich selbst raus finden.
Hier erzähle ich Ihnen, wie ICH es geschafft habe,
mich immer und immer wieder auf zu rappeln…

Mein Name ist Martina. Ich bin 36 Jahre alt und habe seit 20 Jahren „Morbus Bechterew". Sicherlich werden sich Einige von Ihnen jetzt fragen, Häh?? Was ist denn das? Was für ein *BECTERIS*?? Welcher *BECHTERIN*?? Noch nie was davon gehört!
Wenn ich Ihnen nun der Einfachheit halber mit „RHEUMA" weiterhelfe, sehen Sie bestimmt gleich klarer. *„Aaahhh Rheuma. Ja das kenn ich…* Meine Oma hat Rheuma. Und ich glaube die **alte** Nachbarin von Gegenüber auch, die geht immer so „bucklert."

Tja. Ich bin nicht alt. Und ich bin Gott sei Dank zum Glück *noch* nicht „bucklert". Wie gesagt habe ich die Krankheit bereits seit meiner Jugend, und ich schwöre- damals gab es Zeiten da war ich erst 24 und fühlte mich an manchen Tagen aber, bereits wie 74.

Viele denken, dass Rheuma nur eine Alterserscheinung ist. Nun ja, oft ist das auch tatsächlich so.

Nur gibt es viele verschiedene Arten des
rheumatischen Formkreises, wie es ja auch so schön
heißt. Die bekanntesten davon sind in Etwa:

* Morbus Bechterew
* Chronische Polyarthritis
* Osteoporose
* Gicht
* Arthrose

Wobei Bechterew meiner Meinung nach, vor allem
optisch, wohl die schwersten Folgen nach sich
zieht, weil man im letzten Stadium fast immer
einschrumpft, versteift und verknöchert.

Wie in vielen Fällen ist die Erkrankung bei mir
familiär, und erblich bedingt. Außerdem unheilbar.
Ich muss mit meiner Krankheit leben. Das heißt-
mich damit abfinden, und mein ganzes Leben
danach gestalten.
Nun, über die Phase des „Abfindens" bin ich Gott
sei Dank schon lange hinaus. Heute weiß ich woran
ich bin, und was noch auf mich zukommen *könnte.*
Zurzeit habe ich den ungebetenen Gast in mir, den
Untermieter wie ich meinen BECHTI immer nenne,
ziemlich heftig ausgebremst. Der verhasste
Schweinehund liegt vorerst auf Eis. Und das,
hoffentlich noch für eine lange, lange Zeit!

Geschafft hab ich dieses *Wunder* dank eines
Medikaments, das mir mit Sicherheit der Himmel
schickte.
Wenn ich heute auf die letzten Jahre so zurück
blicke, ist es mir ein Rätsel, wie ich früher nur ohne
dieses Geschenk der Wissenschaft leben konnte. Es
war kein richtiges Leben für mich das ich da führte.
Mein ganzes Dasein war nur noch ein einziger
Schmerz.

Mein ganzer Körper bestand aus Schmerz. Schmerz bestimmte mein Leben und somit auch mich.
Kein Mensch, der so was noch nicht selbst miterlebt hat (Frauen, die bereits ein Kind auf die Welt gebracht haben, können da sicherlich ein Lied davon singen...) und das Wort „Schmerz" auch nur vom Hörensagen kennt, kann sich auch nur im Entferntesten vorstellen, was es bedeutet *richtige* Schmerzen zu haben.

Leider muss ich nun alle Leser die hier auf
neue, wertvolle medizinische Ratschläge
gehofft hatten, enttäuschen.
Ich bin kein Arzt oder Wissenschaftler.
Ich möchte Sie hier auch nicht mit
wichtig klingenden Fachausdrücken langweilen.
Dafür gibt es bereits zig Bücher
zur Genüge am Markt.

Mein Buch ist lediglich
ein persönlicher Erfahrungsbericht.
Kein Wegweiser wie man mit Bechterew
am besten umgeht,
sondern meine Geschichte mit allen Auf und Ab`s
wie ich sie jahrelang selbst erlebte...

Der Anfang

Es war irgendwann im Laufe meines 17. Lebensjahres als ich wieder einmal mitten in der Nacht aufstehen musste, weil mich massivste Kreuzschmerzen plagten. Unweigerlich gab ich mal wieder unserer Matratze die Schuld und drängte meinen damaligen Freund, mit dem ich seit Beginn meiner Lehrzeit zusammen wohnte, doch ein neues Bett zu kaufen.

Leider hatte dieser aber überhaupt kein Verständnis für meine immer häufiger werdenden Rückenprobleme. Es war ihm sogar egal dass ich bald schon jede Nacht aufstehen musste und Gymnastik brauchte, um mich einigermaßen bewegen zu können.
Als wir übers Wochenende mal zum Campen fuhren, musste ich auf einer Luftmatratze liegen. Diese Nacht war der absolute Horror. Konnte ich schon zu Haus nicht schlafen, gab mir das körperlich den Rest. Wir stritten uns nur noch herum, weil er immer gereizter reagierte wenn ich ihm seiner Meinung nach „vorjammerte", wie schlecht es mir doch ging. „Ich brauch keine kranke Frau! Ich will eine gesunde Frau!" höre ich noch heute. Super Einstellung. Na schönen Dank auch. DAS baut einen wirklich auf.

Man sagt, der Körper sei der Spiegel der Seele. Und unglückliche Menschen haben oft unerklärliche, chronische Schmerzen. Nun, ich war in meiner Beziehung nicht wirklich glücklich, und litt sehr unter den ständigen Auf und Ab´s. Meine Beziehung wurde dadurch nicht besser. Meine ständigen Kreuz- und Hüftschmerzen schon gar nicht.

Sucht man anfangs noch nach allen möglichen Ursachen der Beschwerden, und probiert alles Mögliche aus um die Schmerzen zu lindern, so sieht man irgendwann ein, dass es vielleicht doch das Beste wäre einen Arzt auf zu suchen. Dazu muss ich sagen, dass mein Vater zu diesem Zeitpunkt schon ziemlich krumm und steif geworden war. Er hatte *Morbus Bechterew,* und wurde jahrelang falsch behandelt. So lange, dass es schon zu spät war, als die Ursache endlich erkannt wurde. Damals wussten wir noch nicht, dass diese Form des Rheumas, an seine Kinder vererbbar war. Und auch wenn sich einige aus der Familie mit Rückenproblemen rum plagten, ahnte keiner, dass das alles einen – bereits vom Urgroßvater- vererbten Zusammenhang hatte.

So ging ich mit etwa 19 Jahren also, zunächst mal zu einem (ziemlich anerkannten) Orthopäden.

Meine Schmerzen beschrieb ich dem guten Onkel Doktor so, dass sie hauptsächlich von der Lendenwirbelsäule ausstrahlten, sich vom Becken und den Hüften übers Gesäß ausbreiteten, und dann oft bis über die Schenkel ausströmten, runter zu den Knien.
Er murmelte etwas in sein Diktiergerät, dann musste ich mich ausziehen bis auf die Unterhose. Ich stand halbnackt vor ihm und musste mich zuerst ein bisschen verrenken, dann 1-2 x runter beugen. Ich sollte versuchen, mit den Fingerspitzen meine Zehen zu berühren. Da ich des Öfteren Gymnastik machte, war mir das zwar möglich, nicht aber ohne die üblichen Schmerzen dabei. Ich stöhnte.
Für den Doc aber, war plötzlich alles klar. Er kritzelte eifrig auf seinem Notizblock rum und fragte mich dann:

„Machen Sie viel Sport, junges Fräulein?" Ich war
etwas überrascht: „Na ja es geht. Radfahren,
Schwimmen, und ein bisschen Dehn- und
Streckübungen, nichts Besonderes, warum?" Er
lächelte. „Na ja da haben wir doch schon den
Übeltäter. Sie haben einen MUSKELKATER".

Wumm! Na DIE Antwort war doch mal eine
Waschmaschine wert. Bei dieser Millionenfrage
hatte er sich die wirklich verdient.
„Entschuldigung, aber ich **weiß** was ein
Muskelkater ist, und wie sich das anfühlt! Und
DAS ist definitiv KEIN Muskelkater!" fauchte ich
nun leicht gereizt. „Wenn es **nur** eine
Muskelübersäuerung wäre, dann würden die
Schmerzen irgendwann wieder weg gehen,
abgesehen davon dass sich das komplett anders
anfühlt und es immer schlechter statt besser wird".
Der Gott in Weiß aber ließ keinen Widerspruch
dulden, und sagte selbstgefällig:

„Doch, doch. Sie werden schon sehen, *ich kenn
mich da aus*. Ich verschreib Ihnen eine super
Sportsalbe, die schmieren sie zwei Mal täglich. Sie
werden sehen, in Kürze ist der Spuk vorbei".
„Hören Sie, das habe ich nicht erst seit ein paar
Tagen. Ich schlage mich nun schon seit fast zwei
Jahren damit herum!"
„Kommen Sie in zwei Wochen zur Kontrolle, dann
sehen wir weiter. Alles Gute".

Ja, Ja. Alles Gute. Ich konnte es nicht fassen, war
tatsächlich sprachlos. Und dafür musste man nun
studieren?
Zornig über diese banale Abfertigung und fast
skurrile Diagnose, ärgerte ich mich, überhaupt
hierher gekommen zu sein. Der Mann hatte ja
wirklich keine Ahnung von Tuten und Blasen.

Ich hätte mir, abgesehen davon dass er mich ernst
nimmt, erwartet, mich zumindest ab zu tasten.
Zu spüren, wie heiß und offenbar geschwollen
manche der schmerzenden Stellen waren. So, als
ob sie entzündet wären oder so.
Ich verzichtete auf das Rezept für die Wundersalbe,
und erzählte meinen Eltern von dem Gespräch.
Nachdenklich meinten diese, ob ich nicht vielleicht
einmal zu dem Internisten gehen sollte, bei dem
auch mein Vater zur Behandlung war. Dieser hatte
ihm sein Rheuma diagnostiziert und könnte ja
auch mir vielleicht helfen.

So saß ich also kurze Zeit später vorm nächsten
Doktor, und erzählte ihm ebenfalls von meinen
Sorgen. Dieser hörte mir aufmerksam zu, und
fragte mich dann eine höchst merkwürdige Frage:
„Ihr Vater hat Morbus Bechterew?" Ich war etwas
verwirrt: „Ja, wieso? Was hab ich denn jetzt mit
meinem Vater zu tun?" Und der Arzt sagte ruhig:
„Weil Ihre Beschwerden eine sehr große Ähnlichkeit
mit seinen haben, und er eine Krankheit hat, die
ziemlich oft an die Kinder weiter vererbt wird".

OH MEIN GOTT. Ich muss ziemlich schockiert
drein geschaut haben, denn der Rheumatologe
sagte dann etwas beruhigend: „Keine Sorge. Ich
sagte **kann**, muss aber nicht. Um das zu testen
machen wir jetzt erst mal ein paar
Untersuchungen. Wir machen einen Bluttest und
schauen auch die Blutsenkung an. Dann schick ich
Sie zum Röntgen und Sie kommen *in die Röhre*. Wir
machen Magnetresonanz und Szintigraphie,
Ultraschall und Computertomographie,
Lungenröntgen, Lungenfunktionstest, das ganze
Programm." Na Bravo.

Dieses ganze Kasperltheater zog sich dann über mehrere Stunden. Jede Menge Lesestoff ist hier seeehr hilfreich.
Nach verschiedener, ausführlicher Fragebögen die ich vorher gewissenhaft ausfüllen musste, ging's dann von einer Untersuchung zur nächsten. Stundenlang saß ich in dem Röntgeninstitut herum, und wurde mal hier und mal da ausgerufen.
Das „normale" Röntgen wäre hierbei noch das Harmloseste gewesen. Wären da nicht diese stechenden, ziehenden, brennenden Schmerzen gewesen, wie ich sie immer verspürte, wenn ich mich gerade hinlegen musste. Die Bauchlage war ja überhaupt kaum möglich. Nur mit Slip bekleidet, wurden mir die Hüften, die Schultern und das Kreuz von allen möglichen Seiten durchleuchtet. Immer wieder drehte mir hierbei jemand die Gelenke in irgendeine Richtung. Die Knie mal angezogen, dann ausgestreckt. Die Arme mal seitlich am Körper, dann wieder über den Kopf, usw.

Irgendwann schoben sie mich dann in die berühmte *Röhre.* So eine Computertomographie ist die Hölle wenn man Kreuzschmerzen hat, und für 30 Minuten aber still und bewegungslos auf der harten Pritsche liegen muss.

Recht sexy kam ich mir in dem komischen Hemdchen auch nicht grad vor, das sie mir da zum überziehen gaben, damit ich wenigstens nicht völlig nackig vor den vielen jungen Ärzten die da drinnen rum saßen, liegen musste.
Die Aufregung und das Herzklopfen legen sich recht schnell wenn man versucht, langsam und gleichzeitig zu atmen, und die ganze Zeit die Augen fest geschlossen hält.

Es ist ratsam diese nicht zu öffnen, weil man sonst vielleicht eine Panikattacke aufgrund massiver Platzangst in dem engen Ding kriegen könnte. Für die irritierenden, lauten Klopfgeräusche die ganze Zeit, wo man sich vorkommt als steht man neben einem Maschinengewehr, kriegt man Ohrenstöpsel. Falls man es gar nicht mehr aushält, wird einem eine Art Alarmklingel in die Hand gedrückt, für den absoluten Notfall.

Eine solche Untersuchung hatte ich mal ohne, und mal mit Kontrastmittel. Hierfür wird einem ein Mittel gespritzt, wonach man dann bis zu zwei Stunden lang warten muss, damit es sich gleichmäßig im Körper ausbreitet und verteilt. Schön viel Trinken und aufs Töpfchen gehen sind hinterher gefragt, um das radioaktive Zeug dann rasch wieder los zu werden.

Zwei Wochen später war dann die Befund-Besprechung. Nervös und unruhig rutschte ich auf meinem Stuhl herum, und wartete auf das Ergebnis. Das Gesicht des Doktors sprach leider Bände. Vorsichtig begann er seine niederschmetternde Schreckensnachricht mit den Worten:
„So. Nun hat sich mein Verdacht also wirklich bestätigt. Leider hatte ich recht mit meiner Vermutung. Wir konnten in Ihrem Blut den Genfaktor „HLA B27 positiv" nachweisen. Außerdem zeigen die verschiedenen Röntgenbilder nicht nur sämtliche angeschwollene und akut entzündete Gelenke (Aahhh- wusste ich's doch. Also wirklich entzündet. Ich hätte selbst ein Arzt werden sollen…), sondern vor allem bereits jetzt schon eine leichte Knochen- Veränderung, also Deformierung.

<u>Die Diagnose:</u>

Sie haben, genau wir ihr Vater auch, *Spondylitis ankylosans*. Also: **Morbus Bechterew**.

Na dann herzlichen Glückwunsch dachte ich verbittert. Und nun? „Was ist denn Bechterew genau?" fragte ich den Arzt müde. Der erklärte mir dann schonungslos:

„Bechterew ist eine aggressive, chronische Rheuma-Erkrankung bei der hauptsächlich die Wirbelsäule und die Hüften regelmäßig entzündet sind. Meistens kommen dann noch Sehnen an Knochen, Muskeln, Knorpel, Gelenken an Armen und Beinen, wie auch innere Organe wie z.B. die Lunge dazu. Je weiter es fortschreitet, desto mehr besteht die Gefahr, dass die befallenen Gelenke an der Wirbelsäule oder der Hüfte steif werden und verknöchern. Das heißt, dass man entweder einen steifen Hals kriegt der einem dann für immer bleibt, oder noch schlimmer- dass sich die ganze Wirbelsäule verbiegt und man den typischen Buckel kriegt. Schlimmstenfalls braucht man auch eine künstliche Hüfte, und ist in allen Fällen, fast immer stark in seiner Bewegung eingeschränkt. Aus dem Grund können viele in ihrem Beruf nicht mehr arbeiten und müssen eine Umschulung machen. Manchmal führt es zu totaler Arbeitsunfähigkeit und der Patient kann nur noch für die Früh- oder Invalidenpension einreichen."

„Und was heißt das jetzt für mich??"
„Dass du dich von nun an auf *noch* mehr Schmerzen gefasst machen kannst, Mädchen".

Zu Hause machte ich mich dann erst einmal schlau, was ich mir da wirklich „eingefangen" hatte. *Spondylitis ankylosans*. Wie sich das schon anhörte. Vom Arzt bekam ich mehrere Informationsbroschüren mit, die ich nun sorgfältig studierte.
Bechterew würde meistens zwischen dem 18.und 30. Lebensjahr beginnen, stand da z.B. Bei manchen Patienten beginnt es aber auch schon vor, oder während der Pubertät. Seltener bereits, sogar bei kleinen Kindern!
Alleine in Österreich wären ca. 40.000 – 80.000 Menschen betroffen! Tendenz stark steigend. (Und das aber vor 20 Jahren!!) Na Halleluja.

Benannt wäre der ganze *Spaß* nach dem russischen Neurologen und Psychiater *Wladimir von Bechterew*, der im 18. Jahrhundert lebte. Interessanter Weise soll es die Krankheit aber auch schon viel, viel früher gegeben haben, nämlich damals, im alten Ägypten schon!
So soll es diverse Skelett-Funde geben, die die heute bekannten, typischen Bechterew-Deformierungen und Verknöcherungen aufwiesen. Sehr interessant.

Schon immer hat es Menschen gegeben, die steif, krumm und gebückt daher kamen. Die immerzu über *Rheuma* oder sonstige Schmerzen jammerten und klagten. Einigen wird da spontan vielleicht der Ur-Großvater einfallen, oder sonst jemand aus der *alten* Generation. Früher sagte man halt, der Mensch ist „zam g´arbeit´, und fertig". Tatsächlich hatten viele aber schon Bechterew, nur war das da, noch kaum jemanden bekannt.

Irgendwie erinnerte ich mich plötzlich an eine *Weissagung.* Mehr aus Spaß ließ ich mir kurz vor meinem 16. Lebensjahr, kurz bevor meine Schmerzen anfingen, von der Mutter eines Freundes die Karten legen. Ich hielt zwar nichts von dem *Humbug,* aber neugierig war ich halt dann doch. Die Dame sagte Erstaunliches zu mir, was ich noch bis heute im Gedächtnis habe. „Du wirst krank werden. Unheilbar krank. Diese Krankheit wird dein Schicksal. Du stirbst zwar nicht AN ihr, aber MIT ihr". Gruselig. Echt gruselig.

Genau in der Zeit, ließen sich mein Mann und ich scheiden. Ich hatte ihn geheiratet, auch wenn er Punkto der Krankheit nicht hinter mir stand. Meine Schmerzen wurden aber, unter anderem natürlich, für uns beide immer mehr zum Problem. Er konnte, so wie viele andere auch, einfach nicht damit umgehen. Von ihm war also keine Rückendeckung zu erwarten.

So versuchte ich mich von dem Schock der erschütternden Diagnose, und meinem kaputten Liebesleben, erstmal ab zu lenken. Ich arbeitete in unserer Großbäckerei noch mehr als zuvor. Es war ein harter Job. 10-12 Stunden am Tag waren keine Seltenheit. Schwer heben, Arbeiten im Akkord in unbequemer, gebückter Haltung, oder oft auch Arbeiten im Tiefkühlhaus bei Minus 20°, gehörten für mich zum Alltag.
Ich glaube, dass diese Umstände meine Krankheit förderten. Dass ich unweigerlich einmal damit konfrontiert worden wäre, ist mir heute klar. Doch die schwere Arbeit hatte das Ganze vielleicht noch etwas beschleunigt.

Nicht umsonst hatte mich der Arzt nach meinem
Beruf gefragt, und mir geraten kürzer zu treten.
„Auf Dauer wirst du das nicht mehr machen
können, und wenn du so weiter machst, wirst du in
10 Jahren im Rollstuhl sitzen". Nett. Sehr nett.
Solche Zukunftsvisionen sind ja wirklich reizend.

Leider waren auch meine „netten" (überwiegend
männlichen) Kollegen alles andere als hilfsbereit.
Nachdem ich ihnen von der offiziellen Diagnose
erzählte, lachten mich alle aus und wollten mir
nicht so recht Glauben schenken.
Viele hielten mich nur für arbeitsscheu, konnten
nicht verstehen, dass Rheuma keine Frage des
Alters war, sondern im Prinzip auch jeden von
ihnen treffen konnte.

Immer öfter musste ich nun betteln, mir doch bitte
beim Tragen einer schweren Last (20 kg Säcke
Zucker/Mehl, 20 Liter Kannen mit Eier/Milch, 25
kg Kübel Marmelade, Teige, usw.) behilflich zu sein.
Doch da hörte ich nur laufend, ich solle doch nicht
so „simulieren" oder mich vor der Arbeit drücken
und „markieren".
Als ob ich es nötig gehabt hätte, etwas vor zu
täuschen. Gerade ich, wo ich doch schon immer so
ein stolzer Mensch war. Auf die Hilfe anderer
angewiesen zu sein, gefiel mir nämlich ganz und
gar nicht! Die Schmach nun auch noch als Lügner,
Faulpelz und Simulant hingestellt zu werden, tat
mir noch mehr weh.

Ein Satz hatte sich damals ganz besonders in mir
eingebrannt. „*Dein* Kreuz ist doch schon hin, soll
ich mir meines auch noch ruinieren?"

Ich war oft so niedergeschmettert und verzweifelt, wusste manchmal nicht mal wie ich mir die Schuhbänder binden sollte, weil ich mich nach der Arbeit nicht mehr bücken konnte. Es war wie ein Teufelskreislauf. Je mehr Stress, desto mehr Schmerzen....

Zumindest hatte ich endlich (traurige) Gewissheit. Zu lange quälte ich mich schon mit dem ständigen, undefinierbaren Dauerschmerz herum, ohne den wirklichen Grund dafür gekannt zu haben. Alles ist irgendwie ein klein wenig „einfacher", wenn man die Ursache für die Beschwerden kennt. Wenn man einen Namen für den Zustand hat, der einem so zusetzt. Auch wenn ich noch nicht wirklich wusste, was ich von meiner Krankheit halten oder wirklich zu erwarten hatte, so fühlte ich mich dennoch ein kleines bisschen *erleichtert*.

Kurantrag, Turngruppe & Co

Das erste was mir mein Arzt nun verschrieb, waren Tabletten die sich **Voltaren** und **Prednisolon** nannten. Dazu eine Salbe zum Schmieren und einen Magenschutz. Mit solchen Entzündungshemmern würde ich fortan leben müssen. Auch an Cortison, das ich vorher nur vom Hören- Sagen kannte, sollte ich mich nun gewöhnen.

Dann empfahl er mir, der Bechterew- Selbsthilfe- Gruppe bei zu treten, um mich mit gleich betroffenen Menschen aus zu tauschen. (Über diesen Vorschlag musste ich erstmal grinsen, da ich mir ganz bestimmt Vieles, aber ganz sicher nicht MICH in einer Selbst- Hilfegruppe vorstellen konnte. „Hallo ich bin die Martina". „HALLO MARTINA.....". Nein Danke).
„Vor allem aber, um an der wöchentlichen Spezial- Gymnastik teil zu nehmen. **Bewegung ist das Allerwichtigste bei Bechterewler**!" hallt es noch heute in meinem Ohr.
„In diesem Sinne werden wir auch eine Kur beantragen, um die Entzündungen und den weiteren Verlauf zu stoppen!" Na toll. Eine KUR. Ich! Mit 19 Jahren schon auf Kur. Das kann ja heiter werden.

Er stellte also einen Kurantrag, der zu meiner Überraschung noch in derselben Woche genehmigt wurde! Wie ich lesen konnte, hatte er irgendwas von furchtbar *dringend* drauf gekritzelt. Vermutlich weil ich noch so jung war, bekam ich diese dann nicht nur innerhalb von nur einer Woche genehmigt, sondern sollte sie einen Monat später bereits antreten!
Und das mitten in der Urlaubszeit... Auweia.

„Um meine Arbeitskraft zu erhalten", würde ich die
Kur außerdem ab sofort, nun jedes Jahr
beantragen dürfen. Ab einem gewissen Alter, oder
je nach Versicherungsträger und Krankheit, durfte
man dieses ansonsten angeblich nur jedes 2., oft
sogar nur jedes 3. oder 5. Jahr.

Ich sollte nach Bad Gastein, zu dem berühmten
Heilstollen fahren. Da ich aber Angst vor einer
Kündigung hatte, wollte ich auf diese „Erholung"
gern verzichten. Mein Arzt blieb stur: „Das hat
nichts mit Erholung zu tun! Das ist medizinisch
wirklich notwendig! Mit dieser Krankheit, und vor
allem im ersten Stadium, muss man wirklich an
sich arbeiten. Bewegung, Bewegung, Bewegung!
Nur so kann man das Monster stoppen, das
unaufhörlich von Innen knabbert".

Mehr als flau und mulmig im Magen, überreichte
ich meinem Chef dann die Kur- Einladung.
Dieser drohte mir, genau wie ich befürchtet hatte,
tatsächlich mit Entlassung! „Ich lass dich doch
nicht für ganze 4 Wochen weg fahren, bist du
verrückt?? Noch dazu in der Urlaubszeit. Den
Krankenstand kannst du dir aus dem Kopf
schlagen, das wird wenn, in deinem Urlaub
gemacht, da kannst du Gift drauf nehmen".

Weil ich mit dieser Reaktion bereits gerechnet
hatte, war ich vorsichtshalber auf der
Arbeiterkammer gewesen. Schwarz auf Weiß ließ
ich meinen Chef nun lesen, dass er gesetzlich dazu
verpflichtet war mich für die 4 Wochen krank zu
schreiben. Der Urlaub darf für die Zeit der Reha
nicht angetastet werden.
Mehr als verärgert, musste er mich nun für den
ganzen Juni als krank eintragen. Mir graute bereits
jetzt vor meiner Rückkunft.

Damit ich nicht ganz so alleine war, organisierte mein Vater seine jährliche Kur im selben Monat. Für ihn war es nichts Neues mehr, fuhr er doch schon zum sechsten oder siebten Mal hin. Er kannte Bad Gastein angeblich wie seine Westentasche, erzählte mir die abenteuerlichsten Geschichten über dieses ach so *herrliche* Fleckchen, im *romantischen* Gasteiner-Tal.
Da ich erst eine Trennung hinter mir hatte, war mir persönlich alles andere als nach Romantik zumute.

In den nächsten drei Wochen die mir bis zu meinem Kurantritt noch blieben, begann ich zunächst mal meine Tabletten- Therapie. Solche Kaliber waren mir bisher ja nicht bekannt. Mein Arzt hatte mich vorsichtshalber auf die doch sehr starken Nebenwirkungen der Antirheumatika aufmerksam gemacht, doch was blieb mir anderes übrig. „Und immer schön brav den Magenschutz nehmen, der ist besonders wichtig"!

Mehr meinem Arzt als mir selbst den Gefallen zu tun, meldete ich mich dann doch bei der örtlichen Selbsthilfe-Gruppe an. Diese versammelte sich 1x im Monat zum Erfahrungsaustausch in einem speziell dafür gemieteten Raum eines Restaurants. Und jeden Donnerstagabend, im Turnsaal der Kinderabteilung unseres städtischen Krankenhauses zur wöchentlichen Bechterew-Gymnastik. *Wie so ein Treffen wohl ablaufen wird? Werde ich im Mittelpunkt stehen und von meinen Erfahrungen die ich bisher hatte, mit hochrotem Kopf vor allen anderen berichten müssen??* dachte ich nervös. Mir graute vor dem Kennen- Lernen. Alles was neu war, ging mir gegen den Strich.

Doch dann, bei meiner ersten Turnstunde dann, war ich mehr als positiv überrascht.

Nicht nur der Leiter der Gruppe war ein total lieber
und netter Mann, auch der Rest bestand aus lauter
lustigen, und aufgeweckten Menschen! Irgendwie
hatte ich mir so eine Selbsthilfe Gruppe immer
ganz anders vorgestellt.
Zwar waren die Meisten bereits im eher *reiferen*
Alter. Viele wohl sogar schon in Pension. Dennoch
erschien mir der Großteil, trotz der Krankheit, doch
ziemlich rüstig und gut drauf zu sein.

Ich wurde von allen persönlich, und mit
Handschlag begrüßt. Jeder einzelne stellte sich mir
vor. Wie ich beobachten konnte, war diese höfliche
Geste dort offenbar so Brauch, und mir gefiel das.
Ich fühlte mich sofort in der Gruppe aufgenommen
und wohl.
Zu meiner persönlichen Erleichterung musste ich
überhaupt nichts Preis geben, was ich nicht selbst
wollte. Niemand bedrängte mich, oder fragte mich
unangenehm aus.

Die Übungen waren zwar teilweise schmerzhaft,
aber durch zu führen. Da es sich ja um eine Art
Rückenschule und um kranke Patienten handelte,
waren die Abläufe ruhig und bedächtig.
Das „Beste" an jeder Turnstunde, sollte angeblich
immer die *Entspannung* zum Schluss sein.
Zumindest laut der Anderen. Für mich war das
teilweise, vor allem aber am Anfang, immer
schlimm, weil ich nachher kaum aufstehen, und
mich nicht mehr rühren konnte. Ich wusste noch
nicht wie ich mich halbwegs bequem hinlegen
sollte, um mich wirklich 10 Minuten lang
entspannen zu können, statt total zu verkrampfen.

Das einzig Witzige bei diesem ruhigen Stunden-
Ausklang waren immer diejenigen, die bei der leisen
Entspannungsmusik und der angenehmen Stimme
der Therapeutin, ins Traumland schwebten.

Danach begann dann immer das große
Schnarchen, wo bestimmt ganze Wälder abgesägt
wurden... ☺

Irgendwann waren auch die drei Wochen vorüber,
und ich machte mich, mehr widerwillig als
erwartungsvoll, an´s Koffer packen.

Die Kur

Unglücklich hing ich meinen trübsinnigen
Gedanken nach, und bemerkte während der Fahrt
nach Salzburg, nicht die Schönheit der
beeindruckenden Landschaft. Immerzu hörte ich
die anderen von den tollen Wanderwegen, den
urigen Berghütten und dem fantastischen Ausblick
schwärmen. Ich hingegen grübelte nur still vor
mich hin. Psychisch ohnehin mehr als
angeknackst, würde ich vermutlich nachher *noch
deprimierter* heim kommen als ich gegangen war.
Meine Stimmung war also nicht gerade sonderlich
gut und so konnte ich mich nur langsam an die
Harmonie gewöhnen. Im Gegensatz zu meiner
Mutter, und meinem kleinen Bruder, die für zwei
Tage mit gekommen waren. Für meine Eltern war
Gastein ein Traum. Eine gute Gelegenheit, dem
Trott und Alltag von daheim, für kurze Zeit befreit
zu entrinnen.
Im Prinzip hatten sie ja nicht Unrecht. Vier Wochen
in der Natur, weit weg von zu Hause und den vielen
Problemen...

In meinem Hotel begrüßte man mich freundlich.
Nach der Zuweisung meines Zimmers, musste ich
erst einmal zur ärztlichen Untersuchung. Hierfür
sollte ich alle bisherigen Befunde und
Röntgenbilder von zu Haus mitbringen. Nun, damit
konnte ich ja dienen. Mit Befunden kannte ich
mich inzwischen aus...

Das Hotel war praktischer Weise mit einer eigenen
Kranken- und Therapiestation eingerichtet. Eine
Schwester misste meine Größe, mein Gewicht und
meinen Blutdruck. Dann musste ich einen, mir
ebenfalls bereits bekannten Lungenfunktionstest
machen.

Danach kam ich zum Arzt.

Dieser war ein großer, schlanker Mann in den
Vierzigern der mich, meiner Meinung nach,
ziemlich lüstern begaffte. Irgendwie war mir dieser
Mann nicht ganz geheuer, denn als ich mich dann
vor ihm ausziehen musste, lief ihm fast schon der
Sabber aus dem Mund.
Sei nicht albern, das ist doch ein Arzt, dachte ich bei
mir. *Stell dich nicht so an, der sieht so was doch
jeden Tag.*
Obwohl ich bei Gott nicht verklemmt oder prüde
war, kam es mir doch schon mehr als merkwürdig
vor, als er mich mit rauer Stimme fragte:

**„Untersuchen Sie sich denn schön brav jeden
Tag die Brust?** Brustkrebs wird ja vor allem bei
jungen Frauen immer mehr zum Problem".

Bitte was?? War ich denn schon völlig paranoid??

Ich war auf jeden Fall mehr als irritiert, konnte mit
dieser Frage absolut nichts anfangen.
„Entschuldigung, aber was hat denn meine Brust
mit meinem Rheuma zu tun??"
„Nun, das Rheuma ist ja schon schlimm genug. Da
wollen wir doch nicht, dass nun der Krebs auch
noch dazu kommt, nicht wahr?"
Da ich absolut keinen Vergleich hatte, ob dies
normal wäre oder nicht, konnte ich mich der
Untersuchung wohl nicht entziehen. Wie sah das
denn aus? Gleich am ersten Tag schon zickig, oder
was! So also ließ ich es mehr als widerwillig
geschehen, dass er mir schmierig grinsend, an
meiner Brust rumfingerte, diese abtastete und
vorsichtig nach imaginären Knoten grabschte.
Das ging mir nun aber doch zu weit!

„Hören Sie! Ich gehe 1x im Jahr zum Frauenarzt und der untersucht meine Brüste immer ganz genau. Mir reicht es jetzt, auf solche Untersuchungen kann ich verzichten!" Sie haben sich ja noch nicht einmal meine Befunde und Röntgenbilder angesehen!
Ich zog mich an, und ging zur Rezeption.

Dort meldete ich den Vorfall noch am selben Nachmittag und fragte, ob eine *solche* Art von intimer Untersuchung denn hier üblich wäre.
Die Dame sah mich ganz merkwürdig an, und dann ging alles plötzlich furchtbar schnell.

Ein Mann in Anzug und Krawatte holte mich nach hinten ins Büro. Dort fragte man mich nach dem genauen Untersuchungsverlauf und ob ich das auch per Unterschrift bezeugen würde. So eine „massive Anschuldigung" sei schließlich kein Pappenstiel.
Na Hallo?? So was saugt sich doch keiner aus den Fingern! Und überhaupt, hatte ich doch erwähnt, keine Ahnung zu haben was bei so einer Kur-Untersuchung üblich wäre und was nicht.
Dann wimmelte es plötzlich von Polizei und alle eilten ganz aufgeregt nach hinten, in den Arzt-Bereich. Mich schickte man auf mein Zimmer, mehr bekam ich deshalb nicht mehr mit.
Ich weiß nur, dass am nächsten Tag irgendwas von einem *falschen* Arzt in der Zeitung gestanden haben soll, der noch nicht mal eine Ärzte- Lizenz hatte....
Mich bat man noch mal zur Untersuchung...

...und dieses Mal hatte ich dann einen RICHTIGEN Arzt vor mir.

Er entschuldigte sich für die *Unannehmlichkeiten* die ich am Vortag mit seinem *Kollegen* hatte, und forderte mich ebenfalls auf, mich aus zu ziehen.

Diesmal durfte ich den BH aber anlassen, es wäre
„überhaupt nicht notwendig, den aus zu ziehen".
Das waren ja mal ganz andere Töne. Und ich
dachte schon, ich müsste überall meine Titten
zeigen.

So also wurde ich nun genauestens **gemessen.** Das
war mal was Neues. Wie weit konnte ich mich
runter beugen? Wie weit konnte ich mich drehen?
Den Kopf mal in die eine, dann in die andere
Richtung bewegen? Wie weit war der Abstand vom
Kinn zum Brustbein? Wie weit vom Hinterkopf zur
Wand? Usw. Alles hatte direkt und indirekt mit
dem Bechterew zu tun. Alles wurde schön
säuberlich zur Dokumentation notiert.

Dann wurden mir die Therapeutischen
Maßnahmen verordnet. Das ganze Programm, von
A bis Z. Krankengymnastik in jeder erdenklichen
Art und Weise. Einzeln, in der Gruppe, unter
Wasser. Dann Heilschwimmen, Heilmoor,
Wannenbäder und Elektro. Dampfkammer,
Ultraschall und Ergo. Normale Massagen,
Unterwassermassagen, und vor allen Dingen- der
(von mir gefürchtete) HEILSTOLLEN wegen der
„natürlichen Radon Therapie".
Das RADON-GAS, weshalb ich ja angeblich
überhaupt hier war. Mein Terminkalender war auf
jeden Fall voll besetzt. Langeweile würde ich hier
bestimmt nicht haben.

Beim Abendessen schaute ich mich unauffällig um,
und war entsetzt was mir da teilweise vor Augen
kam. Ich war von steifen, gebückten, behinderten
Menschen umgeben, gezeichnet von einer
Krankheit, die auch mich hierher verschlagen
hatte.

Und doch wirkten sie alle irgendwie zufrieden. Die
ganze Atmosphäre im Saal war unbeschreiblich.
Viele alberten richtig herum und man sah den
Schalk aus ihren Augen blitzen. Die meisten waren
Mitte Vierzig, Fünfzig oder bedeutend älter. Nur
vereinzelt erblickte ich ein jüngeres Gesicht. Mir
schien, als wäre ich mit Abstand die Jüngste und
so ergab es sich, dass ich das Nesthäkchen wurde.
Jeder wollte sich um mich kümmern. Mir das Hotel
und die Umgebung zeigen. Jeder wusste irgendeine
lustige Geschichte zu erzählen. Und jeder war
super nett zu mir.

Hier fragte mich keiner: „*WAAS hast du- HLA
positiv*?? - Ist das **AIDS?**?" (Was einen Freund von
mir auch schon mal ein ARZT, der noch nie was
von Bechterew gehört hatte, fragte!)

Hier sagte auch keiner zu mir: „Ist es denn wirklich
so schlimm, komm lass dich nicht so gehen." Oder
vielleicht: „Jetzt komm, andere sind auch krank,
und lassen sich auch nicht so gehen". Oder gar:
„SO schlimm kann es doch nicht sein, oder?
Vielleicht solltest du ein bisserl mehr an dir
arbeiten und dich nicht so gehen lassen".

Ich konnte es schon nicht mehr hören.

Hier auf Kur traf ich tatsächlich auf Menschen, für
die das Wort *Nächstenliebe* kein Fremdwort war.
Die hier einfach nur, wie jährlich tausende von
anderen Rheumatikern auch, Linderung für eine
kurze Zeit suchten. Einfach nur vom Alltag
abschalten und intensiv an der Gesundheit
arbeiten. Alle saßen wir gemeinsam in einem Boot.
Und alle teilten wir das gleiche Los…

Der Stollen

Am nächsten Tag war frühes Aufstehen angesagt.
Ich war, mit noch ein paar anderen die ich bereits
vom Sehen kannte, für die erste Stollen-Einfahrt
um 8.00 Uhr früh eingeteilt. So lange ich denken
kann, war ich auch Jahre später, immer um diese
Zeit bei den Ersten dabei. Irgendwie bildet man sich
ein, dass die Luft um diese Zeit, noch irgendwie
frischer und unverbrauchter da drinnen ist. Weitere
Einfahrten gab's noch um 10.00, um 12.00 oder
um 14.00 Uhr. Vereinzelt angeblich sogar um Vier.

Das bedeutete jedenfalls, dass uns der Bus, der
uns hinauf zum Stollen bringen sollte, bereits um
halb sieben Uhr Früh abholen kam. So saßen wir
bereits um sechs Uhr Früh beim Frühstück.
Anhand der unchristlichen Uhrzeit, dem großen
Glas Wasser (vor der Einfahrt soll man immer
schön viel Trinken!), und der großen Badetasche,
konnte man die *Stollenfahrer* sofort erkennen.
Da mir dieses *Erlebnis* zum allerersten Mal
bevorstand, wusste ich noch nicht was mir genau
blühte. Aus diesem Grund war mir auch (noch)
nicht klar, warum ich irgendwie als Einzige von den
Damen geschminkt war, wie mir sehr bald auffiel.
Doch ohne Wimperntusche, Make-up und Kajal,
ging ich selbst um SO eine Zeit nicht außer Haus.

Meine erste Stolleneinfahrt- mein Gott war ich
nervös. Wie es wohl werden würde? Ob mich
Platzangst oder Panik befallen würden? Mein Vater
hatte mir ja Unmengen von Storys über das
Bergwerk erzählt, ja fast sogar schon damit
geprahlt. Und nun sollte ich es selbst einmal
erleben.
Ein Erlebnis der etwas anderen Art hatten wir auf
dem Weg zum Stollen, mitten auf der Straße.

Ein Almauftrieb wo die Kühe auf die Weide geschickt wurden. Mein Gott, so was hatte ich als Stadtkind ja noch nie erlebt. Ich saß also in dem Bus und spürte jede kleinste Erschütterung die von den großen Tieren ausging, die muhend, neben uns einher liefen.

Dann stand erstmal eine weitere ärztliche Untersuchung am Plan. Durchgecheckt, ging's dann nach der Bademantel- und Handtuchausgabe erstmal zur Gymnastik weiter.

Im Gegensatz zur heutigen Zeit, wo es angeblich gar keine Turnstunden mehr gibt, mussten wir uns vor 20 Jahren, noch vor jeder Einfahrt schinden. So standen wir also um Sieben (!) Uhr Morgen bereits zur Gymnastik habt Acht.
Hier war ich nun von lauter krummen und steifen Bechtis umgeben, die krampfhaft versuchten ihre Übungen zu machen. Ein Anblick für mich, den ich so schnell nicht mehr vergaß. Bisher kannte ich ja nur die Kranken aus unserer Turngruppe daheim, doch da war kein Einziger so stark betroffen wie diese Menschen hier.
Auch mein Vater war darunter. Er bemühte sich mit dem Tempo des Therapeuten mit zu halten, doch bei dem ging es anscheinend nur Zack-Zack.

Nach der anstrengenden Turnerei, war es dann endlich soweit.

Alle saßen wir zusammen in einem großen Warteraum, wo sich nun jeder nach und nach ein zu finden hatte. War ich schon von dem Anblick mancher Bechtis im Turnsaal berührt, trieb mir dieses Schauspiel nun vollends die Tränen in die Augen. Hier erst sah ich „richtiges" Leid, denn einige sahen wirklich mehr als schlimm aus.

Viele waren schräg nach vorne oder unten gebeugt.
Ein junger Mann hatte tatsächlich die Form eines
„U"s!! Er war so verbogen, dass er mit seiner
Nasenspitze schon fast seinen Bauchnabel
berühren konnte. Einfach nur schrecklich.
Was hatte diese furchtbare Krankheit bloß aus
diesen armen Leuten nur gemacht?? Ich empfand
eine tiefe Zuneigung zu diesen Menschen, wusste
aber nicht warum.
Der Gedanke, dass es mich mal genau so erwischen
könnte, brachte mich schier zur Verzweiflung. Mein
Vater schien meine Gedanken zu erraten, und
redete beruhigend auf mich ein.

Dann wurden wir nacheinander, alphabetisch
aufgerufen. Daraufhin musste man seine
gewünschte Station für die Einfahrt nennen, die
vom Diensthabenden Arzt genehmigt und notiert
wurde. Jede einzelne Therapiestation im Stollen
hatte eine unterschiedliche Temperatur und
Luftfeuchtigkeit. Man beginnt für gewöhnlich ganz
unten bei der *kühlen* Nr. 1 (37 °C bei einer relativen
Luftfeuchtigkeit von ca. 70%), und arbeitet sich
dann von Tag zu Tag zu den heißesten vor.

Wie ich mitbekam, gab es auch so etwas wie eine
separate Einfahrtsmöglichkeit für Menschen, denen
es kreislaufmäßig mal nicht so gut ging, oder die
stark gehbehindert waren. Diesen Wunsch gab man
ebenfalls vor Beginn bekannt, und konnte dann,
sofern noch ein Platz frei war, mit dem
„Liegewagen" einfahren. Diese Personen blieben
dann die ganze Einfahrt über auf ihrem „Bett" am
Liegewagen liegen, und wurden ein bisschen
abseits der normalen Stationen abgestellt.

Wurde man aufgerufen, ging man zügig nach unten
wo sich alle vor einem großen Tor versammelten.

Hier ging es wohl endgültig zu dem Zug, der uns in das Innere des Bergwerks bringen sollte. Ich war total aufgeregt, wusste nicht genau was auf mich zukommen würde.

Dann war's soweit und die Türen öffneten sich. Ein mir völlig unbekannter Geruch strömte mir entgegen. Gleichzeitig ertönte eine Art beruhigende Entspannungs- und Begrüßungsmusik. Eine angenehme Stimme aus dem Lautsprecher erteilte diverse Sicherheitsrichtlinien. Das einzige was mir davon nach all den Jahren noch in Erinnerung geblieben ist, sind ein paar Wortfetzen wie: „Willkommen und genießen Sie das weltweit einzigartige Klima des Gasteiner Heilstollens…bla, bla, bla". Oder halt so ähnlich. *Weltweit einzigartig….* Ja das hatte schon was. Das bescherte mir direkt eine Gänsehaut.

Im Gänsemarsch gingen wir dann auch flott hintereinander her, und stiegen rasch in die jeweiligen, knallgelben Waggons. Ich machte genau das, was die anderen auch taten und versuchte, so ruhig wie möglich zu bleiben. Mein Herz raste. Wie es wohl werden würde? Ob man wirklich so stark schwitzt, wie mein Vater immer erzählte? Denn was mich schon ein wenig irritierte war, dass es momentan, alles andere als warm war. Ich band meinen Bademantel noch fester zu und rutschte ein wenig zur Seite, weil noch zwei weitere Gäste in die Kabine gestiegen waren.
Weil mein Vater genau wusste wie ich mich grad fühlte, und was ich mir in Etwa dachte, nickte er mir wissend, und aufmunternd zu. Ich hatte ihm einen Platz neben mir frei gehalten, was hier offenbar aber nicht so gern gesehen wurde. Dann ging's los.

Der Zug polterte los und ratterte langsam in die
Dunkelheit. Außen am Fenster konnte ich die enge
Tunnelwand vorbei ziehen sehen. Wir fuhren immer
tiefer in den Berg. Durch die vielen verschiedenen
Gerüche in dem Wagon, wurde mir ein bisschen
übel.
Der Herr mir gegenüber schwitzte jetzt schon und
hatte eine unangenehme Ausdünstung nach
Zwiebel und Knoblauch. Die Dame daneben
hauchte mir mehrmals einen Schwall übelsten
Mundgeruch herüber, der auf ein fehlendes
Frühstück schließen ließ.

DAS hatte der Arzt oben vor der Einfahrt also
gemeint als er sagte, Rücksicht auf die anderen zu
nehmen. Am Abend zuvor, z.B. keine Unmengen an
Alkohol zu sich zu nehmen, und optimaler Weise
doch bitte schön nur *geduscht und sauber*
einfahren, weil's die anderen sonst büßen müssten.
Jedes einzelne Bier konnte man hier vor und nach
jeder Einfahrt riechen, wie ich im Laufe der
nächsten Zeit leider immer öfter feststellen würde.
Jeder Fahrgast konnte daran teilhaben. Lecker. Mir
drehte es jedes Mal fast den Magen um. Doch das
wusste ich zu diesem Zeitpunkt halt noch nicht.
Auch dass zu dem penetranten Schweißgeruch
mancher Menschen, dann oft noch Käsegenuss von
den Füßen oder ekelhafter Gestank nach fetten und
ungewaschenen Haaren dazu kommen konnte. Hier
rückte man sich halt ziemlich stark auf die Pelle
und jeder noch so kleine Hygienemangel, kam hier
auf widerliche Art zum Vorschein.
Wie ich ebenfalls erst hinterher erfuhr, bleibt einem
so etwas im Liegewagen alles erspart. Doch da
diese Plätze den wirklich Bedürftigen zugedacht
waren, musste sich Meiner- Einer, sprich meine
arme Nase, an diese *Zustände* erst gewöhnen.

Nach und nach wurde es nun immer wärmer. Irgendwann war der Zug auf der ersten Station angekommen und ich stieg mit einer großen Gruppe zügig aus. Die Männlein gingen vom Bahnsteig aus in die eine *Höhle*, die Weiblein in eine andere. Die Waggons fuhren indes weiter und ich hörte sie nur noch in der Ferne rattern.

Jede Frau suchte sich nun eine Pritsche, auf der sie ihr Handtuch aufbreitete. Dann zogen sich alle aus.
Ich war überrascht, da ich mich eigentlich mitsamt dem Badeanzug hinlegen wollte, den ich darunter trug. So war es schließlich auch auf den Fotos vom Heilstollen zu sehen. So wies aussah, war die Badebekleidung allerdings nur für die Werbung gedacht, denn in Wirklichkeit lag man hier dann völlig nackt. (Wie ich später erfuhr, konnte das Radongas so besser von der Haut aufgenommen werden. Auch war das Gas im Stollen nicht nur für Rheuma, sondern auch für Atemwegs, und Hauterkrankungen ideal)

Jede einzelne Liege war besetzt. Irgendwann hatten sich alle hingelegt und es sich mehr oder weniger gemütlich gemacht. Schließlich mussten wir hier für 50 Minuten ruhig liegen. Dann war es plötzlich komplett still. Ich hätte sogar eine Maus husten hören. Ob es wohl nur mir so ging?
Langsam gewöhnte ich mich an den eigenartigen Geruch. Irgendwo war jemand laut am Schnarchen. Diverse Atemgeräusche, gelegentlich ein Pupser, lautes Magenknurren und das Gluckern von Mägen hallte nun ständig durch den Gang. Dazu Schmatzen, Stöhnen und das Ächzen der Pritsche, wenn sich jemand bewegte.

Langsam drang mir nun der Schweiß aus allen Poren. Mein Haar klebte bereits nass am Kopf.

Ist ja irre. Hier schwitzt man ja wirklich wie ein Schwein! Die Luftfeuchtigkeit war der Hammer. Ich kam mir vor wie im Dschungel.

Dann ging die Ärztin durch. Sie fragte jeden einzelnen Patienten leise flüsternd, nach dem körperlichen Befinden während sie den Blutdruck maß. Da ich die ganze Zeit schon einen enormen Druck auf der Blase spürte, fragte ich sie ob, und wo man denn hier auf die Toilette gehen konnte. Zum Glück gab's außerhalb der Nischen ein kleines Extra-Abteil mit einem Camping-Klo, wo man sein Geschäft notdürftig in die flüssige Chemie verrichten durfte. Leise schlich ich mich wieder in mein Abteil zurück. Bloß niemanden in seiner Entspannung stören.

Nach einer gefühlten Ewigkeit, war endlich wieder das leise Dröhnen des Zuges zu hören, der sich irgendwo wieder in Bewegung setzte. Das war wohl das Zeichen auf das jeder gewartet hatte! Denn plötzlich herrschte reges Treiben. Alle setzten sich auf und zogen sich wieder an. Igitt, igitt. Mein Badeanzug den ich zusammengerollt als Kopfpolster benutzt hatte, war tropfnass.
Und überhaupt- die Einfahrt war wirklich ein nasses Erlebnis. So geschwitzt hatte ich in meinem ganzen Leben noch nicht.
Das Haar, mein Handtuch, alles war völlig durchnässt. Und dieser *Spaß* war mir nun jeden zweiten Tag, insgesamt 12x in 4 Wochen für je eine Stunde gegönnt! Na Prima.

Als der Zug vor mir anhielt, und ich mich entspannt auf einen Sitz fallen ließ, kuschelte ich mich müde, aber irgendwie glücklich in meinen wohligen Bademantel. Ein Gefühl von völliger Ruhe und Entspanntheit nahm von mir Besitz. Ich schloss die Augen.

Und zum ersten Mal nach langer Zeit, ging es mir
so richtig gut. Meine Schmerzen, die mich zu Hause
noch um den Verstand gebracht hatten, waren fast
wie weg geblasen.
Die Luft in dem Waggon war stickig und dampfig,
die Fensterscheiben begannen zu beschlagen. Jeder
versuchte so ruhig und kontrolliert wie möglich zu
atmen. Und alle wollten nur noch raus.

Draußen wieder angekommen, empfing uns ein
Kellner mit jeder Menge kalter Limonaden. DAS tat
gut. Ich schnappte mir, genau wie alle anderen
auch ein Glas, und folgte der Mehrzahl der Leute zu
den Ruheräumen. Dort durfte man sich für eine
halbe Stunde hinlegen und in aller Ruhe wieder
akklimatisieren.

Als ich zufällig mein Gesicht dann in einem der
Spiegel sah, erschrak ich fast zu Tode. Die ganze
Schminke war mir in schwarzen Bächen das
Gesicht runter gelaufen. Ich sah aus wie eine
Witzfigur. So etwas passierte sicher nur den Neuen,
und ich schämte mich furchtbar. Von da an war die
Wimperntusche und die Spachtelmasse vor jeder
Einfahrt Tabu.
Das war sie also. Meine allererste Stollen-Einfahrt.
Das war aus zu halten. Das bekam ich hin.

Voller Tatendrang verabredete ich mich mit meinen
neu gewonnen „Freunden". Wir unternahmen
schöne Wanderungen durch die herrliche Natur. So
vergingen die Tage und meine Sorgen von zu Haus
waren längst vergessen. Ich fühlte mich so frei und
ausgeglichen wie schon lange nicht mehr. Hier sah
mich niemand komisch an.

Die Menschen in Gastein lebten von den Kranken
und überhaupt waren hier alle irgendwie viel
freundlicher und aufgeschlossener als bei uns.
Der Unternehmungsdrang unserer Gruppe kannte
keine Grenzen und ich war sehr überrascht, wie
aktiv manche Leute doch waren, denen man das
am ersten Blick gar nicht zugetraut hätte.
Abends fuhren wir immer nach Bad Hofgastein zum
Tanzen. 1x pro Woche wurde auch in unserem
Hotel zu Live-Musik getanzt.
Interessanter Weise tat uns da dann nichts weh,
hier gaben wir alles und waren beweglich wie nie.
Wir lebten nur die, schmunzelnd von den Ärzten
verschriebene, „Tanz-" und Bewegungstherapie aus.

Eines Tages hielt einer der Ärzte einen
faszinierenden Vortrag über Bechterew und ich
hörte, dass man durchaus gerade bleiben konnte
und nicht immer versteifen musste. Viele der
Gelenk- Weichteil- und Wirbelsäulenerkrankten
konnten den Verlauf schon richtig stoppen und
manche waren sogar schon „ausgebrannt", was
hieß, der Schmerz war eingestellt.

Durch solche positiven Zukunftsprognosen und
den lieben Menschen hier, war ich wieder voller
Optimismus und hatte meine Lebensfreude wieder
gefunden. Ich fühlte mich zum ersten Mal so richtig
ernst genommen. Hier waren Menschen die mir
zuhörten, die meine Sorgen und Ängste wegen der
Krankheit verstanden weil es ihnen teilweise noch
schlechter ging als mir.
Sie halfen mir auch, mich mit meinem Schicksal
abzufinden. Das Beste draus zu machen und das
Leben bewusster zu genießen. Ich schwor mir, mich
vom Bechterew nicht unterkriegen zu lassen und
von nun an, auch regelmäßig Bewegung zu
machen. Von einem BECHTI lasse **ich** mich sicher
nicht steif oder krumm machen! **Nicht mit mir!**

Am nächsten Tag passierte mir bei der
Elektrotherapie ein *Unfall.* Zumindest klingt das
besser als wenn ich sagen würde, das junge Mädel
dort hatte massiv *gepfuscht.* Dieses böse, böse Wort
konnte eine Kuranstalt in Teufels-Küche bringen.

Zwecks besserer Durchblutung, bekam ich wie
immer meine Sensoren auf die Ober-Schenkel
geklebt. Dann wurde der Strom durchgeleitet. Weil
es diesmal ziemlich stark aufgedreht sein musste,
war es schmerzhafter als sonst.
Ich bat das junge Fräulein, den Strom zurück zu
drehen. Sie aber lachte mich nur aus und meinte
„Wohl etwas empfindlich heute, was?". Mit
empfindlich hatte das aber nichts mehr zu tun
denn innerhalb kürzester Zeit tat mir die Stelle am
Schenkel schon richtig arg weh!
Ich rief nach dem Fräulein und *verlangte* dass sie
den Strom sofort abstellen sollte. Als sie auch
darauf nicht reagierte, sah ich schockiert, dass es
unter den Elektroden leicht zu rauchen begann (!)
und es nach verbranntem Fleisch roch!! Ach du
meine Fresse – ich *brenne!!!!*
Da riss ich mir die Dinger nun selbst vom
Schenkel, und fetzte sie in eine Ecke.
DA kam Madame nun plötzlich angelaufen und
starrte, genau wie ich, fassungslos auf die zwei
tiefen Brandwunden, die sich auf dem Fleisch
gebildet hatten. Also doch! Von wegen extrem
überempfindlich. DIESEN Schmerz hatte ich mir
definitiv nicht eingebildet, diesmal verschmorte es
mir tatsächlich die Haut!

Hundert Tausendmal hörte ich nun die
allermöglichsten Entschuldigungen von den
allermöglichsten Leuten. Jedem tat es „unendlich
leid" und überall wurde ich gebeten, dies doch
bittschön „nicht zu melden".

Natürlich, das wäre sicherlich eine gute Story für die Zeitungen gewesen. Reporter stürzen sich gierig über Ärztepfusch. Diese junge Therapeutin hatte mir zwei tiefe Löcher in die Schenkel gebrannt, die wochenlang nicht zuheilen wollten, und noch heute starren mich die Narben täglich an. Jeder redete mir ein, doch Anzeige zu erstatten. Ich sollte doch nicht so dumm sein und auf Schmerzensgeld verzichten. Ich weiß auch nicht warum ich es dann doch für mich behielt. Irgendwie wollte ich dem Hotel keinen Schaden zufügen, weil ich hier so eine schöne Zeit verbracht hatte.

Wenn ich tatsächlich mit dem Verklagen angefangen hätte, dann wäre garantiert auch der super schmierige Masseur dran gewesen, der mich immer mit seinen gierigen Blicken auszog. Immer wieder machte er mir heiße und windige Komplimente wegen meiner Oberweite und meiner ach so schönen, jungen Haut. Auch wenn es mir gegen den Strich ging, taten mir die Komplimente auf der einen Seite dennoch ganz gut. Nur die ständige Bettelei ob ich mich denn auch außerhalb der Therapie mit ihm treffen würde, regte mich jedes Mal auf. Tja man kann eben nicht alles haben. Manche Dinge muss man einfach so hinnehmen, wie sie sind.

Im Übrigen ist so ein Kurhotel ohnehin ein einziges Trallala. Da hält es irgendwie jeder mit jedem. Unvorstellbar wie´s da teilweise zugeht. Kurschatten hier und Sternschnuppen da…
Immer wieder spielten sich hier Dramen ab. Viiiele vergossene Tränen beim Abschied. Manche hielten sich ewig umschlungen, wollten sich gar nicht mehr los lassen. Wissend, dass sie sich vermutlich nie wieder sehen würden aufgrund der Entfernung, oder weil der andere zu Hause Familie hatte. Was man da so alles miterlebte…

<u>Wieder zurück und die Folgen...</u>

Ein ganz besonderes *Erlebnis*, stand auch mir nach meiner Rückkehr in der Arbeit bevor.

Zunächst aber wurde ich von der Kollegenschaft höchst offensichtlich gemieden und ignoriert. Wie es aussah, war irgendwie keiner gut auf mich zu sprechen. Ich hatte das Gefühl dass die meisten sauer auf mich waren, weil ich mir offenbar einen ganzen Monat lang einen netten *Urlaub* geleistet hatte in ihren Augen. Sie wollten es einfach immer noch nicht glauben und akzeptieren, dass ich mit meinen jungen Jahren schon chronisch krank war.

Weil ich mich darüber so ärgerte und kränkte, spürte ich irgendwann wie mein Körper wieder rebellierte. Ein Schub kündigte sich an.
Alle Gelenke schmerzten und ich hinkte wieder, weil mir die Hüfte wehtat. *Herzlich Willkommen*. Ich war wieder zurück in der Realität. Beinah erfolgreich hatte ich es geschafft, meinen Untermieter für ein paar schöne Wochen zu verdrängen... und nun holte mich meine Krankheit wieder schneller ein als mir lieb war.
Ich kaufte mir einfache Schlüpfer ohne Schnürsenkel, und einen überdimensionalen Schuhlöffel für die Arbeit. Musste ja keiner mitkriegen, dass ich da Probleme beim an- und ausziehen hatte.

Als ich meinem Rheumatologen beim nächsten Arztbesuch von dem massiven Rückschlag erzählte, meinte er dass dies auch „Reaktionen" auf das Radon sein könnten. Viele Patienten würden entweder während der Kur noch, oder unmittelbar danach einen schweren Schub bekommen und dafür aber dann eine Zeitlang schmerzfrei sein. Das war doch mal erfreulich!

Dennoch verschrieb er mir eine Physikalische
Therapie mit jeweils 10 Massagen, 10 Munari
Packungen und Strom. (nicht schon wieder...)
Zusätzlich ein paar neue Schmerzmittel mit dem
Namen **Novalgin, Brufen** und **Diclofenac**, da
meine bisherigen Tabletten keine Wirkung bei mir
zeigten.
So viele verschiedene Medikamente... Mittlerweile
kam ich mir schon vor wie der ärgste Drogen-
Junkie und die Apotheke war mein bester Freund.
Jeder einzelne da drinnen, grüßte mich als super
treue Stammkundin bereits mit Namen.

Eines Tages, hörte ich die anderen (wieder mal)
über mich tuscheln in der Arbeit. Irgendwas war da
im Busch. Alle sahen mich so komisch an und
dann, wurde ich nach einiger Zeit plötzlich, zum
Big Boss gerufen.

Mit einem unangenehmen Gefühl in der
Magengegend, betrat ich nervös sein Büro, und sah
ihn süffisant grinsend, hinter seinem Schreibtisch
sitzen. Er überflog ein paar Akten in seiner Hand
und sagte dann schon fast feierlich: „Sodale.
Hiermit sind Sie ab dem heutigen Tag gekündigt.
Nicht weil Sie meine *Warnung*, nicht auf Kur zu
fahren ignoriert haben,... neeein. Nennen wir es
einfach mal *Personal-Abbau*“.
Bumm. Das hatte gesessen!
Ich fühlte mich in dem Moment, als hätte mir
jemand eine Faust in den Magen gerammt, und mir
dann den Boden unter den Füßen weg gezogen.
**„Ich hab mir das doch nicht ausgesucht dass ich
krank bin!! Glauben Sie das ist lustig??!“.** „Tja.
Das ist nun nicht mehr unser Problem. Sie können
sich nun zusammen packen und nach Hause
fahren. Ich möchte Sie hier nicht mehr sehen.

Vier Wochen Urlaub sind noch offen, die werden gleichzeitig als Kündigungsmonat hergenommen. Auf Wiederschauen".

Ich kann nicht sagen wie ich mich in dem Moment gefühlt hatte. Völlig benommen ließ ich die Worte immer und immer wieder in meinem Kopf herunter spulen. *Nicht weil Sie meine Warnung, nicht auf Kur zu fahren ignoriert haben,…bla, bla, bla.* Ich war fassungslos, dass sie mir wirklich wegen meiner Krankheit die Kündigung gaben. Das waren also nun die Quittung und der Dank. Und dafür hatte ich mir jahrelang den Arsch aufgerissen??

Tränenblind machte ich mich mit dem Auto auf den Weg nach Hause, und heulte mir unterm Fahren die Augen aus. Nicht dass es mir so besonders leid um die Arbeit in dieser Firma gewesen wäre, die war ohnehin viel zu schwer für mich geworden. Es ging mir einfach ums Prinzip. Und dann diese Demütigung der Anderen, weil es offensichtlich jeder wusste! Alle waren eingeweiht, nur ich Depp hatte wirklich nicht damit gerechnet. Niemand hatte mir *Auf Wiedersehen* gesagt, oder zumindest *Alles Gute.* Jeder drehte mir den Rücken zu und tat so, als hätte er ganz besonders viel zu tun. So schlich ich mich raus wie ein geprügelter Hund, und spürte, wie es mir körperlich immer schlechter ging.

Irgendwann hörte ich plötzlich einen dumpfen Knall. Ich war so in Gedanken versunken, dass ich seitlich von der Fahrbahn abkam, und tatsächlich den Außenspiegel eines geparkten Wagens rammte! Auch das noch! Das Ding war völlig demoliert, und ich mit den Nerven am Ende.

Ach hätte ich doch zu Hause nur jemanden der mich jetzt in den Arm nimmt und ganz, ganz fest drückt! Der mir sanft über den Kopf streichelt und mich tröstet....

Leider hatte ich aber keinen Partner mehr. Nur meinen kleinen Hund, der mich daheim freudig begrüßte. „Mein armer Quastl. Ich kann jetzt nicht mit dir gehen, Frauli hat keine Kraft mehr".
Was für ein Tag. Und überhaupt. Mein Mann hatte sich scheiden lassen und war ausgezogen, ich hatte meine Arbeit verloren und wusste nicht wie es jetzt weiter gehen sollte. Dazu hatte ich noch Fahrerflucht begangen und mir ging's so dreckig, dass ich nicht mal mit meinem armen Hund Gassi gehen konnte.

Das alles war der Startschuss zum Schub meines Lebens, und der-kam einem Horrorfilm gleich.

Der Horrorschub/ völlig gelähmt!

Ich hatte mich gerade mühsam von der Klobrille hoch gestemmt und versuchte nun, mich langsam wieder in die Küche hinaus zu schieben. Immer schön einen Schritt nach dem anderen. Seit ich daheim war steigerten sich meine Schmerzen von Minute zu Minute. Es war unbeschreiblich. Irgendetwas musste wohl in meinem Körper explodiert sein, denn das war nun wirklich nicht mehr normal.

Da ich wusste, dass es mir an diesem Tag zum ersten Mal SO schlecht ging, dass ich nicht mal mehr mit meinem Hund runter gehen konnte, und der aber unbedingt sein Geschäft verrichten musste, wollte ich meine Mutter anrufen um mir zu helfen. Außerdem wollte ich ihnen das mit der Kündigung erzählen.

Ich biss also die Zähne zusammen, und war in Gedanken nur aufs Telefon konzentriert das ich erreichen wollte, da stolperte ich plötzlich über irgendeine Kleinigkeit und stürzte! Großer Gott. Ich lag wie gelähmt am Fußboden und konnte mich nicht mehr bewegen! Der Schmerz der mir in die Hüften schoss war so überwältigend, dass mir die Luft weg blieb.

Was war ich doch nur armselig dass ich noch nicht einmal den Weg vom Klo zum Telefon in die Küche schaffte?!!

1000 Volt und innerliche Krämpfe gingen mir mit jeder Sekunde durch meinen ganzen Körper. Mit Müh und Not versuchte ich mich Millimeter für Millimeter am Boden entlang zu robben. Nach fast einer (!) Stunde schaffe ich es dann endlich mich die zwei Meter vom Boden zum Telefon vor zu arbeiten, und mich dort an dem kleinen Kästchen hoch zu ziehen.

Schweißgebadet und fix und fertig wählte ich die Nummer meiner Eltern.

„Mama! Mama ich kann mich nicht bewegen" schluchzte ich völlig aufgelöst ins Telefon. **„Ich bin wie gelähmt und kann nicht mit dem Hund runter gehen"** schrie und weinte ich zugleich. Ich legte auf, weil ich meiner Mutter dieses Geheule und Gejammer nicht länger zumuten wollte. Hoffentlich hatte sie Zeit und konnte bald kommen.

10 Minuten (!) später hämmerte und läutete es Sturm an der Tür! Wie durch einen Nebel hörte ich tatsächlich die Stimme meiner Mutter draußen wie irre schreien. **Ich kann doch nicht zur Tür! ICH KANN MICH NICHT BEWEGEN...** flüsterte ich nur noch müde und verzweifelt, und klammerte mich immer noch an dem Telefonkästchen fest.
Ach hätte ich ihr nur meinen 2. Wohnungsschlüssel gegeben.
Ich sammelte meine allerletzten Kräfte und versuchte mich irgendwie in Bewegung zu setzen. Ich musste zu dieser Tür hin, koste es was es wolle, bevor sie mir noch die Tür eintraten.
Wie durch ein Wunder schaffte ich es dann wirklich durch die Küche, und öffnete ihnen nach einer Ewigkeit, wonach ich endgültig zusammen brach. Meine geschockten Eltern alarmierten sofort den Notarzt. Kurze Zeit später, waren die Sanitäter da.

Diese stürzten sich gleich auf mich, maßen Blutdruck oder sowas. Dann kreischte ich nur noch „NICHT HOCHHEBEN, WEIL... " doch weiter kam ich nicht.
Eine Dampflok donnerte durch meinen gesamten Körper! Unvorstellbar dass sich das noch steigern ließ. Sie hoben mich hoch und legten mich auf eine Trage.

Hilfe, wenn das die Nachbarn sehen! Das gibt
wieder was zu tuscheln. „Die Junge die immer
betrunken mit dem Hund runter geht. Sieht man
doch wie sie immer dahin watschelt und kaum die
Stiegen hoch kommt *in ihrem Suff.* Die kann ja
noch nicht mal grad gehen, muss sich immer
überall anhalten sonst fällt sie noch um. Die ist
bestimmt *besoffen.* Anders kann ich mir das nicht
vorstellen".
Ja, ja. Sehr nett wenn man so etwas zufällig mit
anhören muss. Sehr nett die Meinung mancher
Leute, die keine Ahnung vom Leben haben.
Schönen Dank auch.

Als die Männer mich raus trugen, sah ich für einen
kurzen Moment in die Augen meines Vaters.
Aufrichtige Anteilnahme, ein leises, nur für mich
wahrnehmbares Nicken der Erkenntnis. ER wusste
wie ich mich fühlte. ER fühlte auch körperlich mit.
Niemand konnte mich in dem Moment besser
verstehen als er. ER wusste auch wie sehr ich mich
in dem Moment schämte. Wie leid es mir tat, dass
sie beide als meine Eltern – so was mit erleben
mussten mit ihrem Kind. Und wie leid es ihm tat,
dass ich es nun selbst zu spüren bekam, was ich
von ihm erbte…

Die Sanitäter hievten mich in den Notarztwagen,
und schalteten sogar das Blaulicht ein! Und das für
mich, wo ich doch gar nie so im Mittelpunkt stehen
wollte.
Von der Fahrt kriegte ich nicht viel mit, außer, dass
sie wie die Verrückten über die Straßen flitzten. Sie
wussten ja nicht was mir wirklich fehlte. Wussten
nicht, dass ich eigentlich im Prinzip „NUR" einen
heftigen, …SEHR… heftigen… ehrlich gesagt den
heftigsten überhaupt bisher… Schub hatte.

Im Krankenhaus dann, hörte ich kurze Zeit später
die Engerl singen und glaubte im ersten Moment,
man würde mir bei lebendigem Leibe, das Rückgrat
aufschneiden.
Meine Mutter hielt mir glaube ich die Hand als mir
der Arzt eine 10 Zentimeter lange Nadel in meine
Wirbelsäule rammte, und dann langsam darin
herum stocherte. „Das tut jetzt nur in den ersten
Minuten weh, dann ist der Schmerz mit Sicherheit
weg. Ich *infiltriere* Sie, das hilft".
Infiltrieren. So, so. Seiner Erklärung nach, handelte
es sich dabei wohl um irgendeine Mischung aus
lokalem Betäubungsmittel und Kortison. Mir war
alles recht, nur warum um Gottes Namen, musste
man dabei mit einer Stricknadel in meinem
Rückgrat rumfummeln?! Aber bitte. Wenn's denn
gut tut. Und es tat!
Tatsächlich ließ der Schmerz bald wirklich nach
und ich konnte endlich wieder normal atmen!
Durch das totale Verkrampfen bekam ich kaum
Luft die ganze Zeit, wodurch mir auch so
schwindlig wurde. Kopfschmerzen waren die Folge.
Aber die waren ja lächerlich im Vergleich mit dem,
was ich an diesem Tag schon mit gemacht hatte.

Die Sanitäter fuhren mich dann zu meinen Eltern
heim, wo man schon auf mich wartete. Mein Vater
kam auf mich zu und ich durfte mich auf ihn
stützen. Wieder dieser Blick! Dieser sagte mehr als
1000 Worte. Ich verstand ihn auch so. Mehr
musste er gar nicht sagen.

Wer, wenn nicht er, kannte dieses Gefühl am
besten, völlig hilflos, der absoluten Verzweiflung
nahe zu sein!

Er wusste es nur zu gut wie es sich anfühlt, wenn man die eigene Schamgrenze überschreiten, und um Hilfe bitten **muss**. Wie tief man eigentlich wirklich sinken konnte, wenn einem z.B. der eigene Sohn einen Eimer bringen muss, um sich endlich darin zu erleichtern. Gibt's was Schlimmeres als nicht pinkeln gehen zu können, weil man so gelähmt ist vor Schmerz, dass man nicht einmal die paar Meter bis zur Klotür schafft??

Was DAS betrifft, konnte ich selbst auch schon ein Liedchen davon singen. Diese Erlebnisse würde ich aber lieber ganz, ganz tief in mir verdrängen. Bloß nicht an die Oberfläche sprudeln lassen. Da würden sich sonst Situationen in mein Gedächtnis drängen die ich meinem ärgsten Feind nicht wünsche.

Die Lied von der lieben Toilette...

Hier erzähle ich nun eine der vielen, zahlreichen Erlebnissen Punkto Toilette: (Ja, sogar DEM Bereich kann man ein eigenes, trauriges Kapitel widmen...^^)

Endlich hatte ich es bis aufs Klo geschafft! Dafür war ich nun Schweißgebadet. „*Gut*" dass mich der Mega- Schub mal wieder mitten in der Nacht traf, denn so trug ich wenigstens nur ein T-Shirt. Tagsüber würden so simple Dinge wie ein Gürtel, ein Reißverschluss oder eine Jeans wieder unnötige Hindernisse darstellen. Von Unterwäsche mal ganz zu schweigen.
Langsam, und gaanz vorsichtig, ließ ich mich behutsam auf der Klobrille nieder. Meine Krücken, die mir ein Freund geschenkt hatte, lehnte ich einstweilen an die Wand. Endlich! Erleichtert konnte ich mein *größeres* Geschäft verrichten. Viel hätte nicht mehr gefehlt und ich hätte es nicht mehr halten können. Das war echt knapp!

Dann kam der Moment der Wahrheit.
Weil ich das ja schon zur Genüge kannte, krampfte sich bereits vorher wieder alles in mir zusammen denn diese Erlebnisse hatte mein Gehirn schon fix auf der *Festplatte* gespeichert. Ich rollte mir also ein paar Blatt Papier herunter und bete zu Gott, dass er mir heute mal gnädig war. Dann versuchte ich mit der Hand langsam nach hinten zu gelangen....
... und der SCHMERZ fuhr mir wie erwartet in die Hüfte und die Schulter, dass mir wieder mal die Luft weg blieb! Nicht schon wieder! Nein, nein! Nein! Bitte nicht! Nicht jetzt! **Ich komm so nicht nach hinten!!**
Ich probierte es noch mal. Tränen schossen mir in die Augen. Nicht nur vom Schmerz.

Das Schamgefühl war überwältigend. Ich arme Sau
konnte mir noch nicht mal mehr den eigenen Arsch
abwischen!! Das glaubte mir ja kein Mensch!
Wie unwürdig war das nur, ich kam mir so hilflos
und gedemütigt vor. Gedemütigt von meinem
eigenen Körper! *Wie hasse ich dich du Monster!* Was
hatte ich nur getan dass man mich so strafte, dass
ich mir nicht mal mehr meinen eigenen Hintern
selber sauber machen konnte.

Der Kampf in meiner Hüfte und im gesamten
Schultergürtel tobte. Es fühlte sich an als würde
mir jemand 100 Messer in die Knochen rammen.
Ich verkrampfe mich immer mehr, versuche
verzweifelt eine halbwegs erträgliche Sitz-Position
zu bekommen. Doch es klappte einfach nicht. Aus.
Ende. Ich gab auf.
Ich ließ es lieber gut sein und würde in der Früh
sofort duschen gehen. Sofern die Tabletten dann
schon wirkten wohlgemerkt.
Denn allein nur die Vorstellung in DEM Zustand in
die Badewanne zu gelangen war so, als ob man
versuchte an einer Hausmauer in den zweiten
Stock rauf zu klettern. Das konnte, sofern man
nicht grad Spiderman war, ein kleines Problem
darstellen…

Ob die Kacke nun an mir festklebte oder nicht war
mir spätestens auch in der Sekunde egal, als ich,
mit den Krücken natürlich, versuchte, wieder auf
zu stehen. OH MEIN GOTT. 10**5** Messer! Und alle
schnitten mir gleichzeitig ins Fleisch. Himmel!
Ich musste aber trotzdem ins Bett zurück. Ich
konnte doch nicht schon wieder auf dem WC
schlafen nur weil ich Panik vor der *Entfernung*
hatte. Armseliges Würstchen! Ich musste doch
„nur" ins Schlafzimmer. Und das wiederum, war
doch „nur" 2 Türen weiter. 7 Schritte entfernt.

7 Schritte! Jetzt zählte ich auch schon die Schritte!

Wofür man nicht alles Zeit hatte wenn man sich in
Zeitlupe bewegt. 7 lächerliche Schritte und mir
kullerten schon wieder die Tränen runter weil ich
wusste, dass ich für jeden einzelnen Schritt,
sagenhafte 2 Minuten brauchte! Unfassbar. Diese
Zeit muss man sich mal vorstellen. Diese Zeit muss
man wirklich mal versuchen zu gehen. Das ist
psychisch kaum zu schaffen weil man sehr schnell
die Geduld dabei verliert.
Ein *normal* Gesunder kann so eine bizarre
Situation, sowieso nicht nachvollziehen.

Da ich spätestens nach dem zweiten „Toiletten-
Tango" dieser Art gern darauf verzichtete, war es
doch recht hilfreich, mich diesbezüglich etwas
kreativ zu entfalten. Diverse Hilfsmittel oder
persönlich-intime Utensilien wohnten deshalb ab
sofort in meinem Schlafzimmer. Bereit für den
Notfall in solch einer Extrem-Situation wieder her
zu halten, war es zwar peinlich, doch sehr
beruhigend zu wissen, dass sich zwei Krücken und
eine breite Schüssel unter dem Bett befanden.
Außerdem hatte ich nun immer Feuchttücher,
Akut-Tabletten, ein Glas Wasser und vor allen
Dingen, ein Handy griffbereit! Man muss sich nur
zu helfen wissen! Aus Erfahrung lernt man.
Selbst mein Vater schlief deshalb nur noch mit
einer Urinflasche neben seinem Bett, wie mir meine
Mutter mal verriet.

Wie **es** bei *ihm* dazu kam, hatte mein kleiner
Bruder damals miterlebt, und konnte es bis heute
nicht vergessen. Er erzählte mir vor Kurzem erst
von einer der schrecklichsten Erinnerungen aus
seiner Kindheit.

Irgendwann wurde er zeitig in der Früh wach weil
er träumte, seinen Namen gehört zu haben. Als er
diesen dann noch mehrmals hörte, schlug er die
Augen auf und lauschte. Tatsächlich hörte er
wieder seinen Namen rufen, und es war
offensichtlich kein Traum!
Er stand auf, schaute raus, und sah meinen Vater
am Ende der Wohnung, durch die offene Tür im
Schlafzimmer, nackt beim Heizkörper hängen. Er
konnte sich offenbar nicht bewegen und kaum
mehr halten. Er war schon in die Knie gegangen
und schrie seit über einer Stunde um Hilfe!
„Papa, Papa! Was soll ich machen, was soll ich
tun??" jammerte der Kleine in Panik.
„Ruf die Mama an! Schnell!"

Die kam kurz darauf von der Arbeit nach Hause
gerannt. Gut, dass sie nicht weit weg war.
Gemeinsam versuchten sie dann zu zweit den
armen Mann zu bewegen. Sie schafften es unter
Höllenqualen, (die auch ich nur zu gut kannte...)
ihn irgendwie bis ins Wohnzimmer zu bugsieren.
Doch ab da ging gar nichts mehr weil er einfach zu
viel Schmerzen hatte und bereits zu geschwächt
war. Aussichtslos, mussten sie ihm vorerst einen
Eimer hinstellen damit er wenigstens endlich seine
Blase leeren konnte, weswegen er vor einer
Ewigkeit überhaupt aufgestanden war. Da er sich
bereits etliche Male fast an seinem Pyjama-Stoff
stranguliert hätte, hatte er es sich angewöhnt völlig
nackt zu schlafen. Alles andere behinderte ihn nur
beim Umdrehen.
So schrie Mama in ihrer Panik den Buben an: „Geh
ins Zimmer!! Geh!!" weil sie dem Jungen den
Anblick ersparen wollte, wenn sein nackter Papa in
einen Kübel pinkelt.
Gleichzeitig wollte sie es natürlich ihrem Mann
ersparen, dass ihn sein kleiner Sohn so sah.

Die Blöße, dies vor seiner Frau tun zu müssen, war ohnehin schon schlimm genug.

Nachher ging sie in sein Zimmer und entschuldigte sich. „Ich hab das nicht so gemeint, ich wollte dich nicht anschreien, aber es ist halt wegen dem Papa. Ich wollte nicht dass du ihn so siehst".

Mehrere Male fand mein Bruder unseren Vater so hilflos. Entweder kam er nicht mehr von der Couch hoch, nicht mehr aus dem Bett raus, oder war in seinem Fernseh-Sessel gefangen.
Das Allerschlimmste aber war für alle, wenn wir sahen dass er niesen musste. Gott, oh Gott.
An das *Niesen* kann ich mich noch gut erinnern, hatte es mehrmals miterlebt. Papas Panik davor war mehr als berechtigt.
Den unmenschlichen, markerschütternden Schrei bei einem Nieser, vergesse ich wohl mein ganzes Leben nicht. Sowas brennt sich ein.
Anfangs war's noch ganz besonders schlimm.
Keiner wusste was zu tun war, wie wir ihm helfen konnten, außer ihm ganz schnell ein Taschentuch zu bringen.
Wenn er Glück hatte, schaffte er es den Nies-Reflex zu unterdrücken. Wenn nicht, hing er danach in seinem Sessel, und schrie wie am Spieß. Die ganze Familie musste hilflos zu sehen.
Irgendwann „beachteten" wir ihn kaum noch, jede Sekunde aber darauf wartend zur Stelle zu sein, falls er doch mal unsere Hilfe brauchte. Oder annahm.

„Bloß kein Mitleid zeigen!"

…war immer die Devise meiner Mutter.

„Du bist so kalt!" sagte deshalb einmal ihre Schwiegermutter zu ihr, nachdem sie offenbar zu wenig Anteil daran nahm, dass es ihrem Mann nicht sonderlich gut ging.

„Nein ich bin nicht kalt! Ich tu ihn nur nicht dauernd bedauern und bemitleiden wie du. Ich bin für ihn da wenn er mich braucht, aber er kriegt von mir ganz sicher kein Mitleid. Wenn man ihn dauernd bemuttert und verhätschelt, lässt er sich irgendwann komplett fallen und gibt sich auf. Wenn ich also sage: *Lass dich nicht so gehen, ich will dass du kämpfst*, soll ihn das aktivieren und motivieren. Seinen Kampfgeist schüren". Aha.

Früher fand ich diese Einstellung ziemlich herzlos. Befindet man sich nämlich in der ohnehin erbärmlichen Situation, fast wahnsinnig vor Schmerz zu werden, ist ein bisschen Mit*gefühl* schon recht tröstlich. Und das hat für mich nichts mit Mitleidleid zu tun.

In diesem Sinne fällt mir ein Erlebnis aus dieser ersten Zeit ein, bei dem ich mich von meiner Mutter zu einem Einkaufsbummel überreden ließ, obwohl es mir eigentlich hundselendig ging.

Wir spazierten in einem großen Einkaufszentrum herum, obwohl ich das normalerweise nicht tat in dem Zustand. Meine Mutter aber meinte, dass ich mich nicht nur daheim verkriechen sollte, und deshalb tat ich ihr halt den Gefallen.

Ich hinkte also mehr recht als schlecht neben ihr her, und ignorierte die Leute, die wie üblich gafften. Das war der Grund warum ich *so* nicht unter die Leute wollte. Irgendeinen Idioten gab es immer der mit dem Finger auf mich zeigte, und das *nur* weil ich hinkte und humpelte!

Mein Gott, als ob das so was Besonderes war. Andere Menschen haben nur einen Fuß, werden die auch so angestarrt?? Ja sie werden. Aber so sind die Leute nun einmal. Sensationsgeil bis zum geht nicht mehr. „Schnell schaut her- da ist eine Behinderte!" **Wow**.

So schlurften wir also langsam dahin, als meine Mutter plötzlich leise zu mir sagte: "Kannst du nicht versuchen *halbwegs* normal und gerade zu gehen? Ich meine, *ist es wirklich so schlimm? Die Leute reden schon*". Zack. Das hatte gesessen. Das war ein Satz, den ich mir von meinen ehemaligen Arbeitskollegen, Fremden oder sonst irgendwem erwartet hätte, aber nicht von meiner eigenen Mutter.
Vermutlich dachte sie damals dass ich nur im Mittelpunkt stehen wollte oder so. Als ob ich mit Absicht auffallen wollte. Trara! Einmal Aufmerksamkeit bitte!
Ich war auf jeden Fall mehr als enttäuscht. Das Gerede anderer Leute ging mir ja sowas von am Allerwertesten vorbei! Na herzlichen Dank auch Mama.
Heute wenn wir über diese Situation von damals sprechen, erklärt sie mir nach wie vor dass sie es einfach nur gut mit mir meinte. Genau wie beim Papa wollte sie nur erreichen, dass ich mich nicht so „gehen" ließ und die Zähne zusammen biss. „**Du musst positiv denken und kämpfen**!" Tja.
Es ist immer alles so einfach wenn man körperlich nicht selbst betroffen ist. Für Außenstehende ist es immer schwer zu verstehen, dass es einen völlig fertig machen kann so hilflos zu sein. Es ist kaum erträglich, wenn man seinen Stolz in der Besenkammer abgeben muss, weil man z.B. fremde Hilfe beim Sockenanziehen oder gar beim Arsch-Auswischen braucht.

Es ist auch nicht wirklich gut für sein Ego wenn
einen jemand ins Bettchen bringen muss wie ein
kleines Kind, weil man selber nicht mehr dazu in
der Lage ist.

Aber ja, was rede ich denn. **So** schlimm kann das
doch alles nicht sein, nicht wahr? Positiv denken!
Dann schafft man das...

Irgendwann wird man automatisch *zynisch und
sarkastisch.* Da sich im Laufe meines
Krankheitsverlaufs so manche Aussagen und
Fragen immer wieder aufs Neue wiederholten, und
ich mich immer wieder ärgern musste über
dieselben, dummen Kommentare, habe ich mal die
Gängigsten zusammen getragen. Dass ich mich
nicht alleine damit herum schlagen musste, ist z.B.
im Internet Forum von **„DVMB"- der *Deutschen
Vereinigung Morbus Bechterew*** nach zu lesen,
woraus ich meine *Sammlung* noch vervollständigen
konnte ☺

<u>Aus dem Bechti Forum & meine eigene Erfahrung:</u>

Es lebe der Sarkasmus!

- ❖ Geh gerade! Steh gerade! (Die Klassiker)
- ❖ Stell dich nicht so an
- ❖ Humpelst du? (*Nein ich übe für einen Pantomimen Auftritt!*)
- ❖ Hast du einen steifen Hals? (*Nö, nur ne Kerze verschluckt - das vergeht gleich wieder*)
- ❖ Warum läufst Du denn so krumm? (*Warum gerade? Mag halt mal was anderes ausprobieren*)

- ❖ Was so starke Mittel nimmst Du? Das ist aber ungesund auf Dauer! *(Wirklich?? Boa danke, dass du es mir sagst!)*
- ❖ Aber so starke Medikamente schaden doch! *(Echt?? OH na das habe ich aber nicht gewusst!)*
- ❖ Weichei, Memme, Luschi *(Ähm Trottel, Depp, Ignorantes A... - sowas kann ich auch!)*
- ❖ Wenn es hinten weh tut soll man vorne aufhören *(Erinnere mich bitte später daran dass ich noch lachen muss!)*
- ❖ Sei nicht so wehleidig *(Na du hast gut reden! ☹)*
- ❖ Das ist alles psychisch *(Natürlich! Die Schmerzen in der Hüfte bilde ich mir auch nur ein - ja alles klar!)*
- ❖ Du steigerst dich da viel zu viel rein, was sollen da andere sagen- denen geht's *noch* schlechter
- ❖ Tut mir leid dass ich lachen muss aber das schaut so arg aus wie du daher hatscht
- ❖ Jetzt watschel nicht so daher wie eine Ente, wie das ausschaut
- ❖ Du siehst doch gut aus. Man sieht es Dir gar nicht an, dass du *irgendeine* Krankheit hast *(Vielen Dank. Ich hab eh schon überlegt ob ich es mir auf die Stirn tätowieren soll...)*
- ❖ In deinem Alter schon Rheuma? Das kann ich mir kaum vorstellen
- ❖ Nimm mal ab das liegt nur an deinem Übergewicht
- ❖ Du bist noch Jung, das geht sicher wieder weg
- ❖ Du bist doch noch so jung, bist du sicher dass es chronisch ist?
- ❖ Wie Rheuma? Du bist doch noch so jung, das haben doch nur Alte
- ❖ Du musst dich halt mehr bewegen!

- Dann nimm halt eine Tablette, hast ja genug davon (*Hey - ich wusste gar nicht, dass das so einfach ist - danke für den Tipp!*)
- Dann geh doch Mal zum Arzt (*OH ja stimmt - das könnte ich in der Tat machen! Hast recht!*)
- Was Sie haben MB, dass bekommen doch nur Männer!?
- Morbus Bechterew? Sie sind doch eine Frau
- Bist du auch mal wieder gesund oder soll das jetzt ewig so weiter gehen? (*Also eigentlich habe ich mir ein neues Hobby ausgesucht das nennt sich - Chronisch Krank für immer - bevorzugt wird es von der älteren Generation aber auch junge Menschen verschlägt es in diese Richtung*)
- Bist du ENDLICH wieder GESUND?! (*Und bist DU ENDLICH ein Mensch geworden oder immer noch ein A…?*)
- Sorry, wir haben dich nicht gefragt ob Du mitkommst, weil du ja sowieso immer krank bist. (*Schönen Dank auch. Sehr reizend*)
- Du kommst wie eine alte Oma daher (*Ja ist ein neues Hobby von mir. Übe für den Pantomimen Wettbewerb wie eine Oma zu gehen*)
- Du bist *es* ja schon gewöhnt, aber ich nicht. (*Ah und ich hab mich ja unbedingt gewöhnen wollen oder wie?*)
- Mir tut mein Rücken auch oft weh, aber ich jammere nicht dauernd
- Hast du es schon mit einem heißen Bad versucht? (*No comment*)
- So wie du die Schultern dauernd hängen lässt und schief stehst, ist es kein Wunder dass du Rückenprobleme hast! (*Ja stimmt - hast recht - ich werde ab sofort an meiner Haltung arbeiten!*)

- ❖ Du hättest früher zum Arzt gehen sollen (Häh?)
- ❖ Kannst du damit nicht einmal aufhören? Immer die gleiche Leier! *(Stimmt, du hast recht - ich werde meiner Krankheit sagen, sie soll sich einen anderen Körper suchen ich mag sie jetzt auch nicht mehr!)*
- ❖ Du musst dir immer wieder einreden dass du gesund bist, positiv denken! (Ohne Worte)
- ❖ Du bist vielleicht ein Mannsbild, lässt andere schleppen *(Ja du - will mir meine Fingernägel nicht ruinieren!)*
- ❖ Jetzt wart doch erst einmal ab, das wird schon wieder werden
- ❖ Du musst mehr schlafen, dann bist du auch nicht so müde!
- ❖ Was machst du denn in der Nacht dass du immer so müde bist?! *(Ich bestelle mir 10 Männer mit jeweils einem Messer in jeder Hand und lasse mich die ganz Nacht über bearbeiten^^)*
- ❖ Deine Körperhaltung lässt aber auch wirklich zu wünschen übrig; kein Wunder, dass du es mit dem Rücken hast *(Sorry - werde mich bessern, ich versprech`s)*
- ❖ Mensch lach doch mal, mit deiner negativen Einstellung machst du`s nur noch schlimmer… *(Ach so, stimmt ja. Ich werde versuchen meine Schmerzen einfach weg zu grinsen, danke)*

Dennoch versucht so manch ein Betroffener trotz allem seinen Humor nicht zu verlieren ♥

So machen wir Bechtis auch gerne mal (derbe)
Witze über uns selbst

und die Krankheit wie:

- ❖ Ich kann meine Freunde anhand ihrer
  Schuhfarbe erkennen
- ❖ Mir entgeht keine Münze mehr am Boden
  usw.

… und lachen über Zweideutigkeiten wie:

- ❖ Innere Haltung bewahren…
- ❖ Nimms nicht krumm
- ❖ Rückgrat zeigen
- ❖ Nicht verbiegen lassen…
- ❖ Ich biege mich vor Lachen…
- ❖ Schlimmer geht immer
- ❖ So grad kommen wir nimmer zam, usw.

Dann gibt's da aber auch noch wundervolle
Sprüche wie:

- ❖ schmerzfreie Grüße!
- ❖ Wir lachen, auch wenn es weh tut, usw.

Egal wie man mit der Krankheit auch umgeht,
irgendwie fühlt man sich ständig wie in einer
Achterbahnfahrt, mal rauf und mal runter. Eben
„Himmelhoch jauchzend und zu Tode betrübt". Der
Spruch passte einfach immer wieder.

<u>Todessehnsucht und die Liebe</u>

In der Zeit kurz nach der Kur, ging es mir also wieder so richtig schlecht. Ob nun eine Kur-Reaktion oder nicht, mein ganzer Körper tat einfach nur weh.
An manchen Tagen war es dermaßen schlimm, dass ich meine Mutter anrufen musste, weil ich wieder mal wen brauchte der mit meinem Hund Gassi ging. Sie war auch mein rettender Engel, die mir dann immer gleich was zu essen mitnahm weil ich selbst nicht in der Küche stehen konnte. Sie fuhr in die Apotheke und besorgte mir meine Medikamente. Sie wusch mein Geschirr ab und war auch sonst für mich da wenn ich sie brauchte.

Zum Glück war ich auch mit tollen Freunden gesegnet, die mir ebenfalls mit Rat und Tat zur Seite standen. Dies konnte auch schon mal eine rasante 5-Minuten Auto-Fahrt durch die Stadt bedeuten, wenn meine beste Freundin mir bei stehen wollte in höchster Not ♥ Zu zweit wechselten sich die beiden Frauen dann ab um mir zu helfen. Ich selbst lag nur hilflos im Bett herum und starb vor Scham, Dankbarkeit und tiefer Zuneigung. Irgendwann verlor ich meinen Stolz und war nur noch dankbar.

Einmal, als meine Schmerzen ganz besonders schlimm waren, ich es den ganzen Tag nicht aus dem Bett schaffte und dann ganz besonders deprimiert war, dachte ich daran zu sterben. „Wenn ich auch einmal so ende wie der Papa, **dann räum ich mich weg!**"

Meine Mutter nickte darauf wissend und sagte aber resolut: „Das ist kein Grund sich um zu bringen."

Vermutlich hatte sie diesen Satz auch schon zu
meinem Vater gesagt.
„Ja, aber ich halte das einfach nicht mehr aus. Am
liebsten würde ich aus dem Fenster springen und
nicht mehr leben.“
Da redete sie leise und beruhigend auf mich ein:
**„Irgendwann lernst du damit um zu gehen. Du
gewöhnst dich an die Schmerzen. Es wird zum
Dauerzustand werden, und du wirst dein Leben
danach gestalten. Denk an die schönen
Momente, ohne Schübe“.**

Unter den „schönen Momenten“ verstand sie wohl
die Zeiten als es mir so gut ging, dass ich mich
sogar der Liebe widmen konnte.

Kurz nach der Kur hatte ich zufällig einen alten
Jugendfreund wieder getroffen und mich ein klein
wenig in ihn verliebt.
Da wir uns fast jeden Tag sahen, blieb ihm mein
Gesundheitszustand natürlich nicht allzu lange
verborgen. So sehr ich mich auch bemühte mir
nichts anmerken zu lassen, so konnte ich meine
kaputte Hüfte nicht wieder grade biegen. Ich
hinkte. Ständig. Bei Schmerzen natürlich dann
noch offensichtlicher. Wenn wir spazieren gingen,
hakte ich mich bei ihm unter um mich ein bisschen
abzustützen.
Leider reichte aber oft nur irgendeine „komische“
Bewegung aus, dass es mir plötzlich völlig
unerwartet, wie aus heiterem Himmel „einschoss“
und ich dann wieder mal gelähmt war vor Schmerz.
In solchen Situationen musste er dann geduldig mit
mir warten, bis es mir dann wieder besser ging und
die Krämpfe nachließen.

Im *Bett* war dies nicht anders. Zärtlich zu sein ist
für einen Bechti, wenn der ganze Körper in
Flammen steht vor Schmerz und nicht vor
Erregung, nicht gerade förderlich für die Amore.
Nach nur einem Monat machte er deshalb dann
wieder Schluss mit mir. „Ich komme mit deiner
Krankheit einfach nicht klar". Er konnte es nicht
länger mit ansehen wie ich mich quälte und er mir
dabei nicht helfen konnte.

Später gingen noch zwei weitere Beziehungs-
Versuche aufgrund meines *Rheumas* in die Brüche.
Es ist schon sehr frustrierend, wenn man mitten
unterm *Liebesspiel* abbrechen muss, weil es einem
einfach unmöglich ist weiter zu machen weil man
so Schmerzen hat. Es ist wahrlich kein Kunststück
dass einem da wirklich alles vergeht.
Selbst dem verständnisvollsten Partner wird es
irgendwann zu viel wenn sich alles nur noch um
die Krankheit dreht. Irgendwie tat mir immer
irgendwas weh, weil ärgerlicher Weise kein einziges
der bisher verschriebenen und versuchten
Medikamente half.

Als meine Schmerzschübe mal wieder unerträglich
waren, saß ich wie ein Häufchen Elend im
Sprechzimmer meines Internisten.
Das entzündete Brustbein machte mir das Atmen
schwer, meine chronische Blasenentzündung die
ich seit dem Bechti hatte meldete sich auch mal
wieder zu Wort, das Kreuz und die Schulter
spielten miteinander Ping Pong und die Hüfte gab
mir wie immer den Rest.
Da fragte mich der Arzt, ebenfalls wie immer, gleich
zu Beginn was ich denn heute wieder „Gutes"
haben möchte, was er mir diesmal verschreiben
dürfte. Da war's dann vorbei mit meiner Geduld
und ich pfauchte ihn mehr als gereizt an:

**„Woher soll ICH denn das wissen, sind SIE der
Arzt, oder ICH??** Außerdem hilft mir der ganze
Scheiß nicht, ich fress nur Tabletten den ganzen
Tag und kann mich trotzdem nicht bewegen!! Ich
komm mir schon vor wie ein Versuchskaninchen
weil Sie mir *alles Mögliche* verschreiben, aber
anscheinend nie das *Richtige*!"

Ich war sauer auf ihn und bezweifelte seine ach so
hervorragenden Kenntnisse auf diesem Gebiet.

Da erklärte er mir, dass jeder Körper anders
reagiert. Dass ein Medikament das **mir** vielleicht
half, bei einem anderen deshalb nicht unbedingt
wirken musste. Und umgekehrt natürlich auch.
Nur weil mein Vater z.B. die und die Tabletten
nahm, mit dem und dem Wirkstoff, hieß das noch
lange nicht dass diese auch bei mir was bewirkten.
„Mein Gott und so probieren wir halt alles durch".
Ich kam mir schon richtig "abhängig" vor, aber um
das Leben auch nur einigermaßen lebenswerter zu
machen, nimmt man halt irgendwann dann alles in
Kauf.

So musste ich im Laufe der nächsten Monate also
weiterhin für sämtliche verschiedene Tabletten,
Salben, Cremen, Zäpfchen, Infusionen und diverse
Spritzen *herhalten.*
Sogar eine „Gold-Spritzen-Therapie mit angeblich
echtem Gold in der Injektion (!) war da dabei. Diese
wurde allerdings wegen des starken Ausschlages,
den ich vermutlich von den Nebenwirkungen
bekam, nach der Hälfte wieder ab gesetzt...

Meinem Vater ging es da nicht anders. Es war ein
absoluter Albtraum. Wir beide waren im selben
Horrorfilm gefangen, der sich Morbus Bechterew
nannte.

Über diesen Horror hatte ich mich erst neulich
wieder mit meiner Mutter unterhalten. Sie erzählte
mir von den ersten Anfangsjahren, wie schwer es
nicht nur für *ihn,* sondern vor allem auch für *sie*
immer war.
Wenn er sich des Nachts im Bett um drehen wollte,
schrie er oft vor Schmerzen auf, weil **es** ihm
einschoss, und sie schreckte *hoch,* tief aus ihrem
Schlaf gerissen. Dann kniete sie sich meistens vor
ihn hin und hielt seinen Kopf. Gaaanz langsam
drehte sie diesen dann in die Richtung, in die sich
Papa drehen wollte weil er selbst nicht die Kraft
dazu hatte, ihn anzuheben.
„Weißt du", sagte sie zu mir, „es ist unbeschreiblich
wenn du deinen Mann plötzlich beten hörst nach
all diesen Jahren. Wie hilflos und hundselendig du
dich fühlst wenn er plötzlich „Hilf mir Gott! Bitte,
bitte hilf mir und lass es aufhören. Bitte mach dass
ich mich wieder rühren kann" plärrt in seiner
Verzweiflung. Das letzte Mal hatte ich ihn beten
hören, als ihr Kinder noch klein wart.
In guten wie in schlechten Zeiten.
Ich hab zwar immer geschimpft mit ihm und gesagt
dass er gefälligst wieder aufstehen soll wenn er
quasi wieder am Boden lag. Doch er durfte sich
auch an mir festkrallen und weinen wenn er das
wollte. Er konnte sich immer an mir festhalten und
schreien wenn er das musste.
Allerdings habe ich ihm nie was *zum Arsch*
getragen.

Tja. Das Gespräch hatte mich tief berührt. Heute
verstehe ich sie besser als früher. Von wegen hart
und kalt.

Selber auch nicht besser!

Zu diesem Thema fällt mir nun eine Situation ein, für die ich mich ebenfalls heute erst, selbst zu tiefst in Grund und Boden schäme.
Immerzu kritisierte ich die super gescheiten Kommentare und Weisheiten einiger Mitmenschen aus dem näheren Umfeld. Wie oben schon beschrieben, ärgerte ich mich über die ständig gut gemeinten, und immer wieder gleichen Ratschläge, oder gar bösartig- gehässigen Sprüche.
Tatsächlich sah es aber so aus, dass ich in Wirklichkeit selber aber auch nicht anders war, geschweige denn besser! Völlig unbewusst wurde ich genau zu einer dieser Personen, die ich als Bechti manchmal gern auf den Mond geschossen hätte.

Dieses beschämende Eingeständnis betrifft eine Freundin, die jahrelang schon unter *Depressionen* litt. Psychische Erkrankungen waren mir aber immer schon ein Dorn im Auge und mehr als suspekt.
Für mich, bodenständig und mit beiden Beinen im Leben trotz der vielen schmerzhaften Jahre, waren „solche" Menschen einfach nur schwach. Praktisch unfähig ihr Leben endlich in den Griff zu bekommen.
Ich hatte es doch auch immer geschafft! *Man muss nur genug an sich arbeiten und es auch wirklich wollen...* war meine eigene, verbohrte Einstellung.
Dass eine Psychische Krankheit genauso schlimm für einen Patienten sein kann wie Rheuma z.B., war mir völlig unbegreiflich.

„Psychische Schmerzen sind halt in der Seele und im Herzen statt im Körper" habe ich mir vor Kurzem erst sagen lassen.

„Mir geht's genauso beschienen wie dir mit deiner
Krankheit, weil ich im Prinzip genau das Gleiche
erlebe".

Das machte mich nachdenklich. Mehr als das. So
hatte ich das bisher noch nicht gesehen!
Ich kannte ja nur *körperliche* Probleme, die einem
DESHALB dann auch irgendwann einen
psychischen Knacks geben konnten. Aber
Depressionen waren für mich einfach keine
Krankheit gewesen. Ich sag halt immer „Ich bin ein
Optimist, mich haut so schnell nix um".
Aber würde ich das auch sagen, wenn kein
HUMIRA erfunden worden wäre? Wer weiß wie es
mir heute wohl ergehen würde? Hätte ich auch
Burnout? Wäre ich psychisch und physisch
ebenfalls am Ende?

Nachdem mir meine Freundin ihre Sichtweise
näher erklärte und ich ihre Krankheit mit meiner
verglich, fand ich tatsächlich Parallelen.
Nun schämte ich mich für meine unbedachten und
gehässigen Ratschläge, Sprüche oder oft nur
Gedanken wenn sie mich wieder einmal mit ihrem
Gejammer nervte.

> ➢ Jetzt reiß dich einmal zusammen und lass
>   dich nicht immer so gehen.
> ➢ Da kann dir keiner helfen, da musst du
>   selber durch. Wenn man will geht alles
> ➢ Was so viele Medikamente nimmst du- das
>   hilft doch auch nicht auf Dauer
> ➢ Steiger dich nicht immer so rein
> ➢ Tu nicht immer nur jammern, du musst
>   positiv denken!
> ➢ Du solltest dir mal einen g` scheiten
>   Psychiater suchen
> ➢ Das sind doch keine „richtigen" Probleme,
>   anderen geht's noch viel schlechter als dir!

> Was machst du denn in der Nacht dass du immer so müde bist?!
> Mein Gott du schaust vielleicht drein, na Hilfe! Kannst du auch mal lachen??
> Geh bitte, das ist jetzt aber wirklich kein Grund dass du deshalb so deprimiert bist. Du übertreibst schon wieder total
> Sei nicht immer so pessimistisch
> Vergiss doch deine Kindheit endlich, du lebst heute und jetzt!
> Mach das Beste draus und schließ mit der Vergangenheit ab, usw. bla, bla, bla.

Wie gesagt. Ich schäme mich. Ich benutze genau dieselben Ausdrücke und gedankenlosen Formulierungen wie alle anderen (Deppen teilweise) mir gegenüber auch.

Man ist sich gar nicht bewusst, wie kränkend und verletzend man selber sein kann. Und das, obwohl man „eigentlich" nur motivieren, aufbauen und helfen möchte. Kommt mir sehr bekannt vor.

Eine gute Bekannte hat mir zu diesem Thema vor Kurzem ebenfalls erst erklärt, dass bei einem gesunden Menschen der Chemiehaushalt im Gehirn in Ordnung ist, was heißt dass er damit in der Lage ist, die schönen Dinge im Leben zu sehen. Bei Menschen mit der Diagnose Depression sind diese Botenstoffe derart reduziert, dass sie nichts Schönes um sich herum erkennen „können".

Aus dem Grund müssen Depressive unbedingt ihre Tabletten nehmen, um mit der richtigen Medikation die ihnen verordnet wurde, in der Lage sind zu *leben...*

<u>Hilfreiche und nützliche Tipps:</u>

Doch wie kann man nun einem bereits steifen Bechti jetzt tatsächlich *helfen*? Wertvolle Ratschläge, teils auch von meiner Mutter:

- Wenn dem Betroffenen akut der Schmerz *einschießt,* zunächst einmal gar nicht. Einfach nur da sein. Ihn einfach nicht alleine lassen und gut zureden. Das ist meist Hilfe genug bis die Lähmung und der Krampf wieder nachlässt.
- Wenn ein Bechti im letzten Stadium, also mit bereits krummen Rücken mal zum Zahnarzt muss, immer eine neue, feste und kompakte Rolle Küchenpapier mitgeben, die er sich dort in den Nacken legen kann. Ohne Nackenrolle kann ihm der Zahnarzt sonst das Genick brechen wenn er ihn versehentlich mal runter drückt.
- Als sehr steifer Bechti sollte man überhaupt stets einen Ausweis bei sich tragen, der die Erste-Hilfe Sanitäter auf die Krümmung der Halswirbelsäule hinweist. Bei eventuellen Wiederbelebungsversuchen könnte der Patient sonst ebenfalls einen Genickbruch erleiden.
- Sehr gefährlich ist das Autofahren, wenn man den Hals nicht mehr zum „*toten*" Winkel drehen kann. Hier braucht man einen Beifahrer, dem man blind vertrauen kann, wenn er einem gewissenhaft sagt ob und wann die Ausfahrt an einer Kreuzung frei ist, man sich Links einreihen, überholen oder abbiegen darf. Für so einen Fall sind auch die speziellen „Toter Winkel"- Alarm-Spiegel sehr zu empfehlen!

- Auch die Sitze im Auto sollten höher sein weil man sich mit Hüftproblemen dann leichter beim Einsteigen tut. Tiefe Sport- und Schalensitze sind zwar recht cool und modern für „normale" Menschen, die Hölle aber für einen Kranken.
- Wenn man öfters Entzündungen in den Knien hat, sind höher hängende WCs idealer wo man nicht so weit in die Knie gehen muss.
- Holzbänke, Bierbänke oder Heurigenbänke wie auf Rummelplätzen oder Heurigen, sollte man mit Rückenschmerzen immer meiden. Baldiges Rumlaufen statt bequemen rumsitzen sind sonst garantiert.
- In achtlos und schlampig am Boden liegen gelassene Unterhosen kann sich ein Bechti der noch dazu mit Krücken geht, irrsinniger Weise sehr leicht verheddern. Überhaupt muss man bei solchen Patienten darauf achten, ihm nichts in den Weg zu stellen. Hat er einen schweren akuten Schub in der Hüfte, kann jeder noch so kleinste Fussel über den man drüber steigen oder ausweichen muss, ein kaum überwindbares Hindernis darstellen! Man bedenkt so was nicht dass z.B. die einfachsten Socken zum Sturz führen können weil man darauf ausrutscht, und dabei nicht wie gesunde Menschen, das Gleichgewicht halten kann.
- Ein Bechti tut sich leichter, wenn man ihm das Geschirr, wie Kaffeetassen, Teller und Trinkgläser richtig hin stellt. Leider kann er sich in schweren Fällen, nicht wie andere normal nach vorne beugen und sich alles her holen.

- Bei starken Schulterschmerzen ist es hilfreich, seinen Lieben vielleicht unaufgefordert die Haare zu waschen oder zu kämmen weil man da meist kaum den Ellenbogen in die Höhe bekommt. (Von Autofahren/ Lenkrad Drehen und Klo-Gehen ganz zu schweigen)
- Wenn es sein Stolz zulässt, kann man der Person beim Ausziehen helfen. Für die Socken gibt es mittlerweile eigens dafür entwickelte Hilfen.
- Wenn man fürs Kochen verantwortlich ist, sollte man sich vielleicht bezüglich einer speziellen Bechterew- Ernährung informieren. Die spielt bei dieser Krankheit eine große Rolle weil viele Nahrungsmittel, wie etwa harmlose Tomaten oder Geschmacksverstärker von Fertiggerichten, eine Entzündung – also einen Schub auslösen können!
- Hat man sich noch nicht an die offensichtliche Behinderung (s)eines krummen Bechtis gewöhnt, und schämt sich (noch) für ihn, ist es wohl besser sich nie mit einem in der Öffentlichkeit zu zeigen wenn er versucht aus einer einfachen Dose zu trinken. Da sein Kopf ja nach unten geneigt ist, und er nicht wie ein Gesunder den Kopf in den Nacken legen kann, muss er hier nämlich eine ganz spezielle „Verbiegungs-Technik" anwenden um daraus trinken zu können. Um komplettes Verdrehen und Verbiegen zu vermeiden, sind Strohhalme sehr nützlich.
- Den Betroffenen ernst, und Rücksicht auf seine Bedürfnisse nehmen.

- Überhaupt sollte man sich als Angehöriger besser sehr schnell mit *der Situation* anfreunden und darüber stehen, wenn neugierige, unwissende oder ignorante Menschen schief schauen und teilweise sogar mit dem Finger zeigen. Nicht schämen sondern zu ihm stehen ist hier menschlich. Als Bechti selbst muss man sich ohnehin ein dickes Fell zulegen weil es einen sonst immer wieder kränkt.

- Will man seinem Bechti-Partner zu Hause helfen, sollte man sich bezüglich der speziellen Bechterew-Gymnastik erkundigen. Gemeinsame Partnerübungen machen zu Zweit viel mehr Spaß!

- Regelmäßig motivieren dass die eigens vom Arzt gezeigten, oder in der Turngruppe gelernten Atemübungen, für das durch das gekrümmte Brustbein eingeschränkte Lungenvolumen, eingehalten werden

- Aufklärungsarbeit im Bekannten- und Verwandtenkreis ist mehr als nützlich. So wissen z.B. viele nicht, dass ein krummer Bechti keinesfalls so unhöflich ist wie sie denken, nur weil er ihnen nicht in die Augen sieht beim Grüßen. Wie soll das auch gehen wenn er noch nicht mal richtig aufschauen kann?! Tatsächlich muss er sich schon sehr dazu Verrenken, wenn er den- oder diejenigen nicht schon von Weitem gesehen hat.

- Steigt ein Bechti mit Schmerzen in die Badewanne, sollte man vielleicht unauffällig darauf achten im Notfall *zufällig* zur Stelle zu sein und zu stützen, wenn er sich hinterher wieder raus quälen muss.

- Metallstangen an der Fliesenwand zum anhalten und hochziehen sind besonders hilfreich. Evtl. rutschfeste Matten in die Wanne legen für einen sicheren Stand.
- Auch kleine, wasserfeste Hocker können eine Erleichterung sein, wenn man sich schwer tut mit dem Stehen beim Duschen.
- Gemeinsam regelmäßige Entschlackungskuren machen weil sich viel Dreck auf die inneren Organe legt.
- Drauf achten dass ein Bechti besonders viel trinkt. Die Nieren müssen wegen der Medikamente immer besonders gut durchgespült werden.
- Ein dicker Kugel-Bauch muss nicht immer vom Essen kommen, sondern entsteht bei einer starken Verkrümmung automatisch, weil sich dabei auch die inneren Organe zusammen pressen und verschieben!
- Vitamin-Präparate aus der Apotheke besorgen weil man durch die Medikamente oft anfälliger für Infektionen ist.
- Weil bei einer starken Krümmung meist das Blickfeld beim Geradeausblicken sehr eingeschränkt ist, braucht so ein Patient wenn er schlecht sieht, vermutlich eine spezielle Gleitsichtbrille weil er quasi nur den oberen Bereich der Gläser, statt beide Hälften optimal benutzen kann.
- Wenn einen der Arzt nicht ernst nimmt, einen nur bevormundet und keine Ahnung hat, Arzt wechseln! Ein Arzt ist kein Gott!
- Sich über den genauen Krankheitsverlauf und die Folgen informieren.
- Sich das übliche *Gejammer* anhören wenn es nötig ist und hilft. Auch wenn es immer und immer wieder, dieselbe alte Leier ist...

Neue berufliche Wege...

Dass mich meine Firma gekündigt hatte war das Beste war mir passieren konnte. Auch wenn es im ersten Moment ein großer Schock für mich war, hatte es doch nur positive Seiten. Mein Arzt war auf jeden Fall sehr zufrieden, meinte er ja ohnehin dass ich in 10 Jahren im Rollstuhl sitzen würde, wenn ich weiterhin dort arbeitete.
Ich verabschiedete mich also von meinem harten Bäcker-Dasein, und steuerte in eine ganz neue Richtung.

Zunächst wurde mir vom Behindertenbetreuer am Arbeitsamt ein Büro-Kurs vermittelt. 8 Monate lang lernte ich nun Buchhaltung, Personalverrechnung, Steno und sonstigen Büro-Kram. Leider war mir das nicht nur zu trocken, auch fand ich hinterher keine einzige Stelle.
Dafür lernte ich liebe, neue Freunde kennen, die alle wie ich eine *Einschränkung* hatten.
Nach dieser Umschulung machten mich diverse Verkaufs- und Psychologie-Seminare auf den Beruf der Verkäuferin aufmerksam. Das war schon eher was für mich!

...und ein neues Körpergefühl!

In dieser Zeit begann ich mich auch körperlich zu verändern.
Durch eine gesunde, fettreduzierte Ernährungsumstellung mit viel Obst und Gemüse nahm ich an die 15 kg ab.
Wie ich auf der Kur von einem der vortragenden Ärzte hörte soll es für Bechterewler sogar eine ganz spezielle Ernährungsform geben, wonach man gewisse Lebensmittel meiden sollte, um so Entzündungen vor zu beugen.

Ich persönlich hielt mich nicht daran. Glutamat
und Geschmacksverstärker standen nach wie vor
auf meinem Speiseplan.

Dafür bemühte ich mich nun konsequent etwas
mehr Sport zu machen. Spezielle Gymnastik,
Schwimmen, Radfahren und Fitness-Studio waren
mir auf einmal trotz der Schmerzen möglich! Ich
fühlte mich großartig und konnte Bäume
ausreißen.
Seit über einem Jahr nun war ich schon arbeitslos
und „zu Hause". Musste mich körperlich nicht
mehr anstrengen und konnte mich so richtig
regenerieren. Ich fühlte mich richtig befreit!

Meine Schübe wurden weniger und fielen Gott sei
Dank nicht mehr so heftig aus. Gut, der
Dauerschmerz war immer da.
Ähnlich wie bei einem Alkoholiker der immer auf
einem gewissen Level ist, hatte ich mich auch an
meinen *Untermieter* gewöhnt. Irgendwie tat mir
immer irgendwas weh.
Solange sich meine persönliche Schmerzskala aber
bei 2-3 befand war alles o.k. Erst bei 6-8 wurde es
kritisch. 9-10 war mir auch nicht mehr fremd, doch
vorerst ging's mir von Tag zu Tag besser.
Der Spruch den ich im Internet las: „Man soll sich
nicht schonen, sondern bewegen. Aktiv bleiben,
aber nicht belasten" traf tatsächlich zu.

Ich bemühte mich, an mir zu arbeiten. Starke
Rückenmuskeln die ich mir im Fitness-Studio
langsam antrainierte, machten sich bald bezahlt.
Man geht nicht nur aufrechter und tut sich
allgemein leichter beim stehen und beim sitzen,
man lässt auch nicht mehr die Schultern so fallen
und ist dadurch weit weniger verspannt.

Tschüss liebes Adrenalin, hat mich sehr gefreut!

Dennoch macht Bechterew einsam. Vor allem
zumindest in den jungen Jahren weil einen die
Krankheit immer wieder *ausbremst.*
Ist man da vom Tatendrang auch noch so aktiv,
erkennt man ziemlich schnell wie frustrierend es
sein kann, mit den anderen nicht mit halten zu
können.

Gehen z.B. alle anderen zum Bungee-Jumping oder
Fallschirmspringen, das schon für einen Gesunden
ein Risiko sein könnte, geschweige denn für
Unsereinen, ist einem Bechti so ein Adrenalin –
Abenteuer fast unmöglich. (Außer man möchte gern
im Rollstuhl sitzen)
Auch banale Dinge wie Geisterbahnfahren oder
sonstige Fahrgeschäfte auf dem Jahrmarkt, sind
aufgrund der starken Ruck-Bewegungen zu
meiden. Auto-Scooter und Go-Kart ist die Hölle für
Kreuz und Hüfte.
Die Warn-und Verbotstafeln auf denen ganz groß
**„Verbot der Benützung bei
Wirbelsäulenverletzungen"** oben steht, gibt's nicht
ohne Grund.
Außerdem dürften wir nicht Snowboard oder
Schifahren. Selbst Kopfsprünge ins Wasser
könnten ein Problem sein.
Immer wieder hört man von folgenschweren
Unfällen weil sich so manch einer überschätzte und
grob fahrlässig handelte.

Hallo Polyarthritis!

Weil mir irgendwann auffiel dass mir immer öfter
die *Finger* ganz arg weh taten, und diese in der
Früh nicht nur steif sondern teilweise stark
geschwollen waren, besuchte ich mal wieder
meinen lieben Internisten.
Dieser schickte mich auch diesmal wieder
erwartungsgemäß zum Röntgen und zur
Blutabnahme. Die Prozedere war mir ja mittlerweile
bestens vertraut.
Leider kannte ich mich auch mit Hiobsbotschaften
schon besser aus als mir lieb war.

So wunderte es mich nicht, als mir der Doc dann
zwei Wochen später meinen neuen „Begleiter"
vorstellte: **Die chronische Polyarthritis**!
*Hey! Da hab ich aber nicht aufgezeigt als das verteilt
wurde*, dachte ich noch bitter. *Ich krieg doch
wirklich jeden Scheiß.*

Der Doctore klärte mich auch diesmal auf.
Polyarthritis sei ebenfalls eine aggressive Form von
Rheuma, die oft und sehr gern mit dem Bechterew
Hand in Hand geht. Genau wie die furchtbare
Osteoporose die sich bei meinem Vater seit
Neuestem zusätzlich eingenistet hatte, oder dem
schrecklichen **Morbus Crohn** den viele Andere *dazu*
ertragen müssen.

Na das konnte ja heiter werden.
Da konnte ich mir ja wieder mal gratulieren.

Angeblich soll einem bei einem solchen Schub jeder
einzelne Knöchel weh tun. Die Finger würden sich
kaum abbiegen lassen und die Gelenke alle ganz
dick anschwellen.

Ist doch nett wenn man die ganze Hand zu einer
Kralle zusammen krümmen muss weil sie so
schmerzt... Vor allem optisch macht das echt was
her. Das hat wahrlich nicht ein Jeder! Und vor
allem schon mal nicht in diesem Alter.

Meinem Vater fielen von dem Knochenschwund
bereits die Zähne aus. Vermutlich war sein Körper
nun nach besonders viel Magnesium und Kalzium
scharf. Zumindest würde es nicht schaden. Auf
jeden Fall aber musste er sich zusätzlich Vitamin D
dafür besorgen.
Was die Zähne betraf, so biss sich da die Katze in
den Schwanz. Denn ließ er sich das Gebiss auch
richten, so lösten sich auch die neuen Beißerchen
nach spätestens 2-3 Jahren ohnehin wieder von
selbst.

Mal schauen wie sich eine **Gelenkszerstörung** in
den Händen so anfühlt...

Neue Kur/ neues Glück?

Weil ich nun also noch mit zusätzlichen
Entzündungen in den Fingern gesegnet, - und die
letzte Kur bereits 1 1/2 Jahre her war, stellte mir
der Arzt erneut einen Kurantrag.
Dieser wurde auch diesmal wieder recht schnell
genehmigt und auch vom Hotel gab's rasch grünes
Licht. Auch diesmal kam ich wieder in die vertraute
Gegend, ins schöne und freundliche Gasteiner Tal.
Auch das Hotel war das Selbe.

Wie es der Zufall so wollte, lernte ich diesmal einen
ganz lieben Mann kennen und wir verliebten uns!
Die Stolleneinfahrten organisierten wir so dass wir
immer gemeinsam „einfahren" konnten. Auch am
Tisch saßen wir zusammen. Es war eine schöne
und romantische Zeit, doch bereits nach der Hälfte
der Einfahrten bekam ich einen starken Schub!
Und der hatte es echt in sich.
Meine Hüfte spielte mal wieder total verrückt und
jede einzelne Einfahrt machte es nur noch
schlimmer. Wie mir auffiel, ging es mir auch nach
den Wannenbädern immer besonders schlecht
obwohl mir alle zu den warmen Bädern rieten.
Irgendetwas taugte meinem Körper nicht. Irgendwie
rebellierte er und zickte nur noch rum.

Daheim, vier Wochen später zurück von der Kur,
ging es mir nicht sonderlich viel besser. Aus
irgendeinem unbestimmten Grund hatte ich
diesmal wohl die Arschkarte gezogen und mir
sämtliche Entzündungen AUF EIMAL eingefangen!
Ich wurde vor Schmerzen fast wahnsinnig und
mein ganzer Körper bäumte sich innerlich auf.
Entzündet vom Kopf bis zu den Zehen.
Nicht gerade lustig.

In so einem Zustand will man nur noch schreien,
was man dann gelegentlich auch tut, wenn einem
wieder mal aus heiterem Himmel, ein Messer
zwischen die Rippen fährt.
Ich schwöre, das wünschte ich nicht einmal
meinem ärgsten Feind.

Da sich zwischen meinem *Kurschatten* und mir
tatsächlich mehr entwickelte hatte, beschlossen wir
recht bald zusammen zu ziehen.
Da er ebenfalls ein Bechti war, schien er mir ideal
als Partner. Er würde es verstehen wenn es mir
nicht gut ging, weil auch er die Krankheit nur allzu
gut kannte. Außerdem würden wir uns gegenseitig
helfen können.

Auf seine Hilfe war ich leider aber dann schon
schneller angewiesen als mir lieb war, da ich einen
Job als Verkäuferin in einer Bäckerei angenommen
hatte, und ich mir wahnsinnig schwer mit den
turmhoch gestapelten Brotkisten tat. Ich hatte oft
solche Schmerzen in der Früh, dass ich es nicht
mal fertig brachte die schweren Kisten vom
Lieferanteneingang in den Verkaufsraum zu
zerren, und dann die Lieferung *einfach* in die Regale
ein zu räumen! Meine Güte. Völlig hilflos saß ich oft
da und musste ihm dankbar und beschämt
zusehen, wie er diese *primitive,* und für mich doch
unmögliche Arbeit verrichtete.
Hätte das mal mein Chef gesehen, hätte ich die
längste Zeit einen Job gehabt, das war fix.

Mein Freund war zu der Zeit ein wahrer Schatz. Da
er Nachmittagschicht hatte, stand er extra mit mir
auf in aller Früh, brachte mich zur Arbeit und half
mir dort die schweren Kisten rein zu schleppen.

Er räumte mir die Ware aus und holte mich später
wieder ab. Zumindest in der ersten Woche solange
es mir SO schlecht ging.
Dass dies kein Dauerzustand werden konnte, war
uns beiden klar.
Doch es ging mir wirklich mehr als beschienen.

Da er nicht nur Nachmittag- sondern auch
Frühschicht hatte, war ich recht bald schon auf
mich allein gestellt. Irgendwann half alles nix mehr,
und ich musste mit dem Fahrrad in die Arbeit
fahren. Mir graute davor. Und das nicht ohne
Grund...

6.15 Uhr. Langsam fuhr ich mit dem Rad die
Einfahrt raus auf die Straße. Ich zitterte mehr
schlecht als recht dahin und schaffte es kaum mich
gerade zu halten. Ich hatte panische Angst runter
zu fallen, weil meine Arme die Lenkstange kaum
halten konnten. Der stechende und pochende
Schmerz in den Schultern war einfach zu gewaltig.
Es fühlte sich an, als ob mir wieder mal jemand
was hinein bohren würde.
Leider taten mir die Hüften aber NOCH mehr weh,
denn diese Schmerzen waren so krass, dass ich fast
nicht in die Pedale treten konnte.

Ich betete innerlich dass alles, nur bloß keine rote
Ampel kommen durfte. Doch Gott schlief noch um
die Zeit. So musste ich irgendwann doch anhalten
und hoffte, dass es nicht ganz so schlimm werden
würde. Ich verlagerte mein Gewicht und stützte
mich auf einem Bein ab. Der Schmerz war
unfassbar und grausam. Ich heulte innerlich auf.
Doch das war längst noch nicht alles!

Binnen Sekunden braute sich das Ganze zu einem
Tornado zusammen. Grundgütiger, es war soweit,
ich hatte es befürchtet!
Ich musste von dieser Straße runter, denn das
wurde mir jetzt doch zu gefährlich. Ein Auto stand
hinter mir und die Ampel würde gleich auf Grün
umschalten. Was, wenn ich es nicht schaffte mich
auf den Sattel zu setzen?? Was wird der Lenker
hinter mir denken? *Ist die Alte besoffen oder was?*
Das würde er denken. Doch das war mir jetzt auch
egal.
Meine ganze Konzentration galt es nun, mich auf
den Sitz zu hieven und in die Pedale zu treten. Ich
musste einfach nur hier weg. Ich schaffte es auch
tatsächlich mich einen Meter zu bewegen, als mich
ein Schmerz durchfuhr, der mir plötzlich das Bein
weg zog!
Ich strauchelte und stürzte mit meinem Fahrrad,
mitten in der Kreuzung!!!! OH MEIN GOTT.

*Hilfe! Bitte mach dass mich das Auto hinter mir jetzt
nicht überfährt.*

Aber Gott war endlich wach und hatte den Fahrer
aufmerksam sein lassen. Er reagierte nämlich
Gottlob sofort, bremste ab und sprang aus dem
Wagen.
Zwei Fußgänger die das Ganze beobachtet hatten
liefen ebenfalls zu mir rüber und versuchten mir
auf zu helfen. Doch das kannte ich schon.
ICH KOMM NICHT HOCH! Mein Gehirn gehorchte
mir schon wieder nicht, ich war wieder mal gelähmt
vor Schmerz. Welch eine Freude.
Wie die zwei Sanitäter damals, wussten auch diese
Leute hier natürlich nicht warum ich so schrie, als
sie mich hoch heben wollten.

Sie fragten mich ob sie jemanden für mich anrufen
könnten.

Eine Stunde später saß ich mit meinem Freund
beim Arzt. Der Arme. **So** eine *tolle* Nachricht in aller
Früh weckt vermutlich auch den müdesten Geist.
Von ihm gestützt, bewegten wir uns in Zeitlupe
vom- und nachher auch wieder zum Auto zurück.
Ich hatte eine Spritze in die Gesäßbacke
bekommen, die zu Hause dann zum Glück rasch
wirkte. Das war ja herrlich als der Schmerz nach
ließ… Diese *Drogen* vertrug ich gut und gerne jeden
Tag. Dafür vergaß ich sogar meine eigentliche Angst
vor Nadeln.

Ich war so froh dass ich meine liebe Kollegin Inge
hatte. Sie sprang für mich ein, und war sofort zur
Stelle nach dem Anruf in aller Früh. In diesem
Zustand war es einfach unmöglich vor die Kunden
zu treten. Da ich nicht wusste wie lange mein
Schub diesmal dauern würde, übernahm sie auch
in den nächsten Tagen meine Schicht. Sie war
einfach ein Engel.
Mir zu liebe hatte sie sogar einen wichtigen Bank-
und Arzttermin abgesagt, nur um mir zu helfen.
Ein paar Tage später überreichte ich ihr einen
großen Blumenstrauß. Ich war so froh und
dankbar. Kompromisslos, ohne an die
Konsequenzen zu denken, immer für mich da. DAS
war nicht nur eine Kollegin. Das war eine richtige
Freundin ♥

Die nächsten drei Jahre kämpften wir uns tapfer
durch. Unser Bechti meldete sich mal mehr und
mal weniger zu Wort. Abwechselnd hatte mal ich
und mal mein Freund einen Schub.
Mit Fitness-Studio, bewusster Ernährung und
Medikamente wie **Methotrexat, Dedolor,
Diclofenac, Tramal** *und* **Ibuprofen,** versuchten
wir unsere Schmerzen in den Griff zu bekommen.

Bei den Tabletten mussten wir sehr vorsichtig sein.
Nahm man sie zu lange, halfen sie nicht mehr.
Auch Magen und Darmblutungen blieben als
Nebenwirkung leider oft nicht aus wenn man die
bunten Pillen wie Bonbons schluckte.
Man tut gut daran, sich an regelmäßige Magen und
Darmspiegelungen zu gewöhnen.

Wie bei jedem Rheumatiker auch, war unser
Krankheitsverlauf häufig auch vom Wetter
abhängig. War es draußen nebelig, feucht und kalt,
spürten wir dies schnell in allen Knochen. Um dem
trüben Wetter zu entgehen, flogen wir mehrmals in
den Urlaub. Leider vergisst man dort schnell alle
Sorgen, wenn es einem so richtig super geht.
Kommt man also nach einem wunderschönen
Urlaub zurück, konnte es schon sein dass uns die
Schmerzen und der Alltag rasch wieder einholten,
und hinterher oft noch schlimmer waren als
vorher.

Weil das Klima am *Toten Meer* angeblich sagenhafte
Erfolge bei Rheuma und Schuppenflechte erzielen
sollte, gönnten wir uns sogar den Abenteuerurlaub
in Israel. Der Anblick der vielen kranken Menschen
dort war zwar schlimm, doch daran gewöhnte man
sich schnell.
Tatsächlich ging es mir hinterher eine Zeit lang
auch sehr gut. Das Tote Meer war tatsächlich zu
empfehlen.

Wie jedes Jahr, fuhren wir natürlich auch weiterhin
nach Bad Gastein zur Kur. Doch nach wie vor hatte
ich nach den ersten paar Stollen-Einfahrten, immer
wieder heftige Reaktionen. Im Gegensatz zu
meinem Freund der den Heilstollen liebte, tat mir
das Ganze auch weiterhin nicht gut. Aus welchem
Grund auch immer, vertrug ich einfach das Radon
oder auch die Hitze nicht.

Obwohl es starke Schmerzen hervor rief, wirkte die ganze Umgebung und die Hitze dennoch auf perverse Art stimulierend, und förderte so trotzdem, tatsächlich auch das Sexualleben. Das Schwitzen konnte also durchaus lustvoll sein, so abartig das auch klingt.
Andere Patienten, oder gar meine Mutter, bestätigten meine Erfahrungen verschmitzt.

Selbst eine Eheschließung soll es im Heilstollen bereits gegeben haben. Die Braut im Badeanzug mit Schleier am Kopf, der Bräutigam in Badehose und Mascherl. DAS ist doch mal ein ungewöhnlicher Ort für den Bund fürs Leben! Romantisch und Originell. Ob die übrigen Gäste das ebenso empfunden haben sei einmal dahin gestellt... ☺
Aber dem Bechti-Paar wünsche ich auf jeden Fall, alles Glück der Welt.

Irgendwann war's mit meinem eigenen Glück vorbei. Es kam nicht von einem Tag auf den anderen. Es schlich sich vielmehr langsam bei uns ein.
Begonnen hatte alles als ich beschämender Weise meinen eigenen Schweinehund nicht mehr unter Kontrolle hatte, und wieder zu Essen begann. Auch das Fitness-Studio vernachlässigte ich immer öfter. Die fehlende Ausdauer, das schwache Durchhaltevermögen und vor allen Dingen mein lästiger Bechterew setzten mir täglich zu.
Wenn man für sein Leben gern isst, natürlich leider oft auch das Falsche, durch die Morgensteifheit (was für ein Wort...^^) immer wieder Halleluja singt und einem in seinem Lendenwirbelbereich jeden einzelnen Tag Partys abgehen, resigniert man irgendwann.

Ich musste mir eingestehen, dass ich wieder mal
versagt hatte. Mein Bechti hatte wieder die
Oberhand gewonnen, und ich war am Boden
zerstört. Meine Schübe waren die Hölle.

Das Schlimmste daran aber waren überraschender
Weise nicht die Schmerzen. Die war ich durch die
letzten Jahre zuvor schon gewöhnt. Viel mehr weh
tat nun die Gleichgültigkeit meines Partners die er
von dem Zeitpunkt an, nun an den Tag legte.
Immer wieder hörte ich nun Aussagen wie: „Mach
einfach mehr Sport, dann gibt sich das wieder".
Oder „Jammer nicht, das ist deine eigene Schuld
weil du nichts mehr machst und auch wieder
zugenommen hast. Ich will davon nichts mehr
hören!". Es war schlimm für mich dass der eigene
Mann plötzlich nicht mehr hinter mir stand.

„Wenn du endlich mal wieder ins Fitness-Studio
gehen würdest, hättest du auch nicht so
Schmerzen. Schau mich an, mir geht es wieder viel
besser durchs trainieren", sagte er einmal zu mir.
„Ja- aber dir ist es auch noch nie so schlecht
gegangen wie mir. Du hast es ja nicht in der Hüfte,
sondern „nur" im oberen Bereich. Schultern,
Nacken, Wirbelsäule und Brustbein sind zwar auch
schlimm genug, aber du weißt nicht wie es *unten*
ist.
Bei einem Schub in der Hüfte wo sich der irre
Schmerz vom Hintern bis über die Oberschenkel
runter zieht, kann ich nicht gehen, verstehst du
das nicht?? Ich kann meine Füße nicht bewegen,
mein Gehirn ist auf Strike umgestellt. Mein Gehirn
hat gespeichert wie weh es tut wenn ich nur einen
falschen Schritt mache und so will *es* mich
praktisch *schützen*. Bewegung ist nicht IMMER gut.
Manchmal muss man sich auch schonen wenn es
gar nicht anders geht".

Daraufhin zog er sich an und ließ mich grußlos
stehen.

Immer öfter ließ er mich nun allein wenn es mir
nicht gut ging. Er ertrug wohl meinen Anblick
nicht. Nicht dass ich Mitleid erwartet hätte, auch
Mitgefühl hatte er keines mehr für mich übrig wenn
es um meine Schmerzen ging. Er zog sich immer
mehr zurück. Wir hatten doch beide denselben
ungebetenen Gast! Warum war er dann so gemein
zu mir?! Nur weil ich nicht so hart und stark war
wie er? Ich wollte doch nicht freiwillig meine
Nachmittage auf der Couch verbringen, aber
manchmal ging es eben nicht anders.
Ich war so wütend über mich selbst, ich hasste
meinen eigenen Körper.

Ich verstand schon dass es für den Rest der
Familie, die Kollegen oder Freunde schwierig war
mit der Krankheit um zu gehen. Sie wissen nicht
wie schlecht es einem wirklich geht, aber mein
Partner sollte doch erkennen wie sehr ich mit
meinem Körper kämpfte, und immer mehr unter
der furchtbaren Situation litt.
Wenigstens ging er regemäßig mit dem Hund
runter.
Dieser konnte nämlich am allerwenigsten was
dafür, dass sein Frauli wie schon so oft, nicht mal
hierfür mehr im Stande war. Es war einfach
unvorstellbar für mich an manchen Tagen. Doch
nicht selten musste ich halt dann trotzdem runter,
weil mein Freund z.B. in der Arbeit war. Ich war
einfach zu stolz irgendjemand deshalb an zu
betteln.
Das Problem dabei war, dass ich nicht mit den
Krücken und der Leine gleichzeitig gehen konnte.

Ohne Leine ließ ich meinen Hund nicht runter,
sonst wäre er weg gewesen weil er von Folgen nicht
allzu viel hielt.
Zudem hatte ich immerzu Angst vor den großen,
freilaufenden Hunden vor denen ich meinen kleinen
Liebling in meinem jämmerlichen Zustand nicht
ausreichend beschützen konnte.

Interessanter Weise war der Schmerz just in dem
Moment plötzlich wie weggeblasen, und sowas von
nebensächlich, als ich mich dann plötzlich mal
tatsächlich in so einer brenzligen Situation befand.
Als nämlich wie aus dem Nichts ein riesiger
Schäferhund vor mir stand und meinen kleinen
Hund anknurrte, brachte mich ein unglaublicher
Adrenalin-Schub dazu, mich blitzschnell und ohne
an die Konsequenzen zu denken, runter zu bücken
und meinen Hund hoch zu reißen!
Hinterher fühlte ich mich dann wie einer jener
Helden, die in höchster Not ungeahnte Kräfte
entwickelten und über sich hinaus wuchsen, wie
man immer wieder mal in der Zeitung las.

Eine der schlimmsten Bechterew-Erinnerungen die
ich an die Zeit mit meinem Freund damals hatte ist
die, als es mir eines Tages mal so schlecht ging,
dass ich mitten im Wohnzimmer vor der Couch
zusammen brach. Wie Streichhölzer knickten mir
plötzlich meine Beine weg, und ich lag hilflos auf
dem Boden, konnte mich keinen Millimeter mehr
rühren. Als ich weinend nach ihm rief, sah er nur
Kopfschüttelnd und angewidert auf mich runter.
Er ließ mich einfach auf dem Teppich liegen und
meinte: „Ich halte das bald nicht mehr aus", zog
sich an und rauschte ab…
Ich konnte es nicht glauben, er hatte mich
tatsächlich da unten liegen gelassen!

Und derweil konnte ich mich noch nicht mal auf die
Couch hoch ziehen weil ich meine besten Freunde,
die zwei Krücken, nicht in Reichweite hatte.
 Wenn er mir wenigstens eine Decke drüber gelegt
hätte. Oder hatte ich gar erwartet dass er mir
beisteht, sich zu mir setzt, mir Mut und Hoffnung
zuspricht, mich tröstet?? Dass er mir vielleicht im
besten Fall sogar einen Arzt gerufen hätte, der mir
eine Spritze gab?

Weiß Gott wie sehr ich ihn auch liebte, aber an
diesem Tag hab ich mich noch nie im Leben so
einsam und im Stich gelassen gefühlt wie an jenem
Tag. Das war dann der endgültige Bruch. So eine
Enttäuschung ist seelisch nicht mehr zu kitten. Ich
war so gekränkt, dass ich heulend beschloss, ihn
zu verlassen.

Wieder einmal hatte es meine Krankheit indirekt
geschafft mir einen Partner zu nehmen. Oder lag
es vielleicht gar nicht an der Krankheit, sondern
war es nur ganz einfach nicht der richtige Mann?
Ein Gesunder konnte nicht damit umgehen. Ein
Kranker ebenso wenig. Tja wer zum Teufel blieb mir
dann noch übrig?? Sollte ich vielleicht ewig *damit*
alleine bleiben?
Herrschaftszeiten, da musste doch irgendwo ein
Mensch sein, der mit mir und meinen Schmerzen
umgehen konnte?! Und warum zum Teufel schaffte
ich es nicht endlich mal, die „richtigen“
Medikamente zu finden, die anders als die
Infusionen, mal länger als fünf Stunden wirkten?
Wenn überhaupt.

Ich war verbittert. Und fast immer verkrampft.
Schmerz verändert einen.

Ständig denkt man an die banalsten Dinge die man
irgendwann nicht mehr fähig ist zu machen wenn
man einen Schub hat.

Ich ging nicht mehr ins Kino weil ich Angst hatte,
nach 2 Stunden sitzen nicht mehr aufstehen zu
können. Ich ging auf keine Musikkonzerte mehr,
weil bereits nur eine halbe Stunde stehen, schon
unerträglich sein konnte.
Wollte ich schwimmen, musste es
Rückenschwimmen sein was ich aber hasste.
Wollte ich baden, durfte das Wasser nicht zu heiß
sein weil das gleich einen Schub auslöste. Fuhren
wir zu einem Heurigen, brachte mich nach kurzer
Zeit mein Kreuz um von den harten Holzbänken
ohne Lehne.

Und ich war ungerecht zu meiner Familie und den
Freunden. Diese aber meinten es nur gut und
wollten mich zu allerhand Aktivitäten mitnehmen,
mich krampfhaft versuchen abzulenken, was mich
aber meistens wütend machte.
*Sahen sie denn nicht, dass ich das nicht mehr
konnte? Merkten sie denn nicht dass sie mich
nervten?* Dachte ich dann ständig in meinem
Selbstmitleid.

Obwohl sie mir nur helfen wollten, stieß ich meine
Lieben immer öfter vor den Kopf. Ich ließ keinen
mehr so richtig an mich ran, war teilweise sehr
distanziert und zurück gezogen.
Oft wenn sie mich dann so mitleidig anschauten
und mich zum 100sten Mal fragten ob und wie sie
mir denn helfen konnten, wollte ich sie am liebsten
nur noch anschreien dass sie mich doch endlich in
Ruhe lassen sollten.

Im Gegensatz zu anderen Menschen die in so einer
Situation vielleicht froh waren wenn jemand da war
der ihnen zuhörte, mit ihnen redete, einfach das
Gefühl vermittelten dass sie einen gern hatten und
verstanden.
Das half den Meisten schon. Mir nicht. Ich wollte
sie dann eher weg treten, um mich schlagen wie
manche gebärenden Mütter in den Wehen, wollte
nur alleine sein. Mir war es unangenehm und
peinlich dass mich jemand in diesem Zustand sah.

Es ist klar, dass sich die Leute da irgendwann von
einem distanzierten.

Es soll ja Bechtis geben die bereits **ausgebrannt**
sind. Schmerzfrei, und in der Versteifung gestoppt.
Unser alter Hausmeister war angeblich so ein Fall
und laut seiner Frau nach 20 Jahren hartem
Kampf dann endlich ausgebrannt. Wie ich mich
erinnern kann, war er in der Bewegung wie ein
Roboter, benutzte Stöcke und hohe Zangen um
Laub und Müll auf zu heben und auf zu spießen,
weil er sich nicht mehr bücken konnte. Aber er war
schmerzfrei.
Sollte ich DARAN glauben, dass ich irgendwann
einmal ebenso weit war? War das überhaupt
möglich oder hatte dieser Mann einfach nur
wahnsinniges Glück?

Die Selbsthilfegruppe

In meiner Not begann ich wieder regelmäßig die
Selbsthilfegruppe zu besuchen. Jede Woche ging
ich zum Bechti Turnen und erfreulicher Weise ging
seit einiger Zeit sogar mein Vater mit.
Lange Zeit hatte er sich ja gegen alles gesträubt
was ihm in irgendeiner Weise helfen könnte.
Derweil hätte meine Mutter wirklich alles versucht.
Wäre sogar zu diversen Heilpraktikern („Wender")
gegangen oder hätte andere ominöse Dinge
ausprobiert um eine eventuelle Linderung zu
erzielen. Stur wie er war, ließ er sich nur
widerwillig auf Neuland ein.

Obwohl er so steif, wacklig und teilweise unsicher
war, versuchte er tapfer alle Übungen mit zu
machen. Leider hat aber alles seine Grenzen und so
lag er bei den Bodenübungen auf der Matte, meist
recht bald wie eine Schildkröte auf dem Rücken da.
Er wurde zum Blickmagnet von allen, besonders da
er immer ganz vorne stand.
Mitleidige Blicke waren die Folge, und auch mir
trieb es die Tränen in die Augen wenn ich sah, wie
er hilflos mit den Beinen zappelte und sich kaum
von selber wieder umdrehen konnte.
Er war von der ganzen Gruppe, definitiv am
Schlechtesten dran.
Trotz allem versuchte er immer das Beste draus zu
machen und riss während der Stunde einen
Kasperl runter. Er unterhielt die ganze Truppe.

Irgendwann nach 2 oder drei Jahren ließ er das
Turnen aber wieder sein, weil es für ihn einfach zu
anstrengend, und bestimmt auch zu beschämend
war. So machte das Ganze einfach keinen Spaß.
Derweil wäre es bestimmt das Letzte gewesen, dass
ihn in dieser Gruppe irgendjemand ausgelacht oder
gar verspottet hätte.

Wie schon mal erwähnt, waren alle Mitglieder liebe
und sympathische Menschen. Gerne traf ich mich
einmal im Monat mit ihnen in dem Restaurant zum
Gedanken- und Erfahrungsaustausch. Es war
interessant, wie andere mit ihren
Krankheitsschüben umgingen und es tat gut, wenn
andere Betroffene mir Mut zusprachen.
„Geteiltes Leid ist halbes Leid". Das Sprichwort traf
hier wirklich zu.

Mit einem der Mitglieder entstand mit der Zeit eine
richtige Freundschaft. Wir trafen uns immer öfter
auch *privat*, außerhalb der Gruppe. Mit seiner
chaotischen, ungestümen Art brachte er mich
immer wieder zum Lachen und so hatten wir
während dem Turnen immer jede Menge Spaß. Wir
flirteten miteinander und sorgten so für reichlich
Gesprächsstoff, weil die Anderen wohl dachten dass
wir etwas miteinander hatten. Es war eine schöne
Zeit.

Indessen dachten sich die Therapeutinnen immer
wieder was Neues für uns aus. So blieb das Ganze
ziemlich abwechslungsreich.

Zu den Stöcken und der Gummi-Liege-Matte,
wurde nun abwechselnd auch mal ein großer Pezzi-
Ball zum Sitzen, oder das elastisch-dehnbare Terra-
Gummi-Band verwendet. Außerdem gab's auf
einem aufblasbaren Sitzkissen Gleichgewichts-
Übungen, Muskelaufbau mit Hanteln und witzige
Partnerübungen mit einem kleinen Ball.
Auch wenn ich mich manchmal nur langsam
bewegen konnte weil es zu stark weh tat, versuchte
ich trotzdem so viel wie möglich mit zu machen.
Außerdem waren die Übungen und die Hilfsgeräte
auch für zu Hause gut.

Was die Begleitmusik betraf, war auch die meist
individuell. Mal hatten wir klassische, ganz leise-
spezielle Therapiemusik für die Rückenschule.
Dann aber wieder normale Radiomusik und
Schlager. Je nachdem wer von den Vorturnerinnen
da war.
Manche mögen ja überhaupt keine Berieselung, ich
persönlich aber tat mir mit Musik viel leichter. Es
trieb mich an und motivierte, so bewegte ich mich
meist im Takt, sang und summte innerlich laut mit.

Von der Jahreszeit war mir der Frühling und der
Herbst am liebsten. Da war es dann auch im
Turnsaal schön angenehm temperiert.
Im Winter war's oft ganz schön frostig, während
einem im Sommer nur die Suppe runter rann. Je
heißer es draußen war, desto heißer war es auch in
dem kleinen, stickigen Turnsaal. Oft klebten mir
schon nach ein paar Minuten das T-Shirt am
Rücken, und die Haare in der Stirn.
An solch extrem heißen Tagen lobte uns der
Gruppenleiter dann immer extra für unsere
Anwesenheit. Wenn wir trotz der Hitze, tapfer
unseren Körper trainierten, statt bequem im Garten
oder im Schwimmbad auf der faulen Haut rum
lagen.

Weil viele zu genau der Zeit auch auf Kur fuhren,
waren wir an manchen Tagen ohnehin nur ein paar
Maxen. Je weniger Leute, desto mehr Platz. Aber an
manchen Tagen war der Saal so komplett überfüllt,
dass wir Müh und Not hatten, überhaupt die
Matten nebeneinander zu legen. Manchmal waren
es 25, dann wieder nur mickrige 8 Leute. Der *harte
Kern* aber war immer da. Die kamen, da fuhr die
Eisenbahn drüber.

Aber je mehr Leute- desto mehr Spaß!

So konnte es schon mal vorkommen, dass einem
während einer anstrengenden Übung schon mal ein
kleiner *Pups* entfleuchte. Hoppla! Jessas Maria…
Wär mir das jemals passiert, ich wäre auf der Stelle
tot im Erdboden versunken… Ich meine- kann ja
passieren. Aber das ist schon äußerst peinlich.
Die Therapeutinnen nahmen das dann meist mit
Humor, ignorierten es diskret oder rissen vielleicht
sogar ein Witzerl drüber.
Alle anderen haben Tränen gelacht. Ich auf jeden
Fall. Wenn auch oft nur Innerlich. ☺

Von den Therapeutinnen war jede anders. Jede
hatte ihr eigenes Programm. Während die eine
streng und konsequent jede einzelne Übung 3x
wiederholte und seit Jahren fast das gleiche
Programm abzog, waren andere nicht so streng mit
den klassischen Übungen sondern brachten auch
schon mal Spaß in die Stunde. Da wurde dann
gelacht und Witze erzählt, so was gehört eben auch
dazu. Dadurch dass sich die zwei Vorturnerinnen
immer abwechselten, hatten wir´s mal klassisch
und dann wieder lockerer.

Weil wir uns alle so gut verstanden, unternahm die
Gruppe auch privat viele Aktivitäten. So gab es
regelmäßig Wanderungen, Heurigenbesuche,
Museen, Kirchen, Ausstellungen, eine Zugfahrt
oder einen Silvester-Spaziergang rund um den See.
Außerdem Informationsstände am Tag der offenen
Tür vom Krankenhaus, eine große Grillfeier, die
jährliche Bechti Generalversammlung von der
„Österreichischen Vereinigung Morbus Bechterew“
bei der wir alle Mitglied waren, und sogar einen
eigenen Bechterew-Ball!
Da wurde viel getanzt, und ich von einem Herren
nach dem anderen aufgefordert. Einer krummer
und steifer als der andere. Aber alle super
charmant, mit vorbildlichen Manieren. Herrlich.

Auch hier war es wieder mal erstaunlich wie sich so
Mancher trotz seiner Behinderung bewegen konnte!
Manche ließen sich einfach nicht unterkriegen und
das war echt bemerkenswert.
Nur nicht in Selbstmitleid verfallen, sondern
schnell wieder raus finden aus dem großen,
schwarzen Loch in dem man gefangen war, wenn
einen mal wieder eine Depression überkam. Hört,
hört.

Das Beste aber, ist die bis heute noch
wunderschöne, besinnliche Weihnachtsfeier. Auf
die freue ich mich immer ganz besonders.
Da gibt's auch heute noch jedes Jahr, jede Menge
köstliche, selbstgemachte Plätzchen von den
Damen, selbst geschnitzte Holzfiguren,
traditionelles Nuss und Mohngebäck oder sonstige
nette Geschenke.
Alle schmeißen sich in Schale und der
Gruppenleiter liest Gedichte und Sprüche zum
nachdenken vor.
Das aller Schönste aber daran ist, dass 1x im Jahr
viele der verloren gegangenen Schäfchen wieder
zusammen kommen. Auch wenn sie das ganze Jahr
nicht turnen gingen, und sich nicht blicken ließen
weil sie vielleicht wie mein Vater wieder ausgetreten
waren, kommen sie doch zur Weihnachtsfeier, oder
gehen gelegentlich sogar bei Wanderungen mit.

Zusätzlich zur „Vereinigung" und zur Turngruppe,
wurde ich Mitglied in einem Internet- Selbsthilfe-
Forum wo ich erst nur stiller Mit-Leser, dann aber
selbst bald schon aktive Hilfe geben, und mitreden
konnte.
Der Umgang mit anderen Bechtis tat mir gut. Hier
in *dieser Welt* fühlte ich mich verstanden. Hier
waren wir alle gleich.

Vor allem aber sah ich wieder- dass es viele gab,
denen es noch wesentlich schlechter ging als mir!
Die Erkenntnis und das Wissen halfen mir zwar bei
einem Schub nicht weiter, waren aber dennoch
tröstlich.

<u>Damals schwor ich mir</u>: Ich werde niemals steif!!!
Ich werde auch nie im Rollstuhl sitzen!!! Ich
kämpfe, und wenn es noch so viele Tränen und
Schweiß bedeutet. Ich lasse mich nicht
unterkriegen!!

Diese Einstellung habe ich mir bis heute noch
erhalten.

Ich schau dir in die Augen, Kleiner!

Durch Christian, meinen Freund aus der Gruppe, lernte ich Bechterew von einer völlig neuen Seite kennen. Er hatte seine Beschwerden nämlich wie zeitweise unser Gruppenleiter, hauptsächlich in den Augen! DAS war mir bis dato nach all den Jahren noch völlig fremd. Augenentzündungen waren für mich absolutes Neuland und ich war froh, dass ich mir *sowas* bisher noch nicht auch noch zugezogen hatte.

So erklärte mir Christian, was ich selbst aber schon wusste, dass Bechterew bei jedem Menschen anders verläuft. So gab es Schübe die einen wie ein Vorschlaghammer treffen konnten, von denen man sich lange nicht erholt.
Ich für meinen Teil kannte so eine Art von Schub nur all zu gut. Die Hüfte war dafür ein besonders attraktiver Kandidat. Für Christian waren es eben seine Augen.

Wenn sich die Krankheit nun also auch in den Augen breit macht, so nennt man das „**Iritis**". Dabei handelt es sich um eine **Regenbogenhautentzündung,** also eine entzündliche Erkrankung der Iris, bzw. des gesamten Auges.

Genau wie meine Polyarthritis, ist auch die Iritis eine der typischen *Begleit-Kumpels* vom Bechterew. Eine *Freunderlwirtschaft* quasi die einen ohne Vorwarnung, völlig überraschend und akut heim suchen kann, auch wenn sie kein Mensch braucht. Schleichend, langsam und dann zack, plötzlich ist es da! Blutrote Augen, stechender Schmerz und die Sehkraft liegt nahezu bei null.
Zumindest wurden mir so in Etwa, diese Symptome erklärt.

Christian hatte jede Menge Storys für mich auf
Lager, und jede einzelne war mehr als
erschreckend.
So war er z.B. einmal mit dem LKW unterwegs. Als
er zum Abladen aussteigen wollte, traf ihn ein
Windstoß im Gesicht, und es war von einer Minute
auf die andere, aus und vorbei. Was das für seine
Arbeit und die Lieferung an dem Tag bedeutete,
kann man sich ja vorstellen.

NICHT vorstellen allerdings konnte und wollte ich
mir dann seine Schilderung über die diversen
Spritzen mitten ins Aug gegen die
Schmerzbekämpfung! DAS kam definitiv einem
Horrorfilm gleich und allein der Gedanke daran
bescherte mir Albträume in der Nacht.
*„Das kannst du dir gar nicht vorstellen. Es ist nur
eine einzige Sekunde wo du die Nadel kommen
siehst und dann dieser Stich! Es fühlt sich an als ob
dir jemand einen glühenden Schürhaken oder einen
Pfeil in das Auge gerammt hätte“.*
Einmal hatte er eine so starke akute
Regenbogenhautentzündung, dass er für 7 Wochen
(!) im Spital bleiben musste und über 60 (!)
Infusionen bekam. *„Ich hab nichts mehr gesehen!
Ich war fast völlig blind in der Zeit!“*

Einen ganz besonders argen Schub im Auge mit
extremen Schmerzen hatte er auch damals beim
Bundesheer, wo er deshalb ebenfalls ein paar Tage
auf der Sani-Station liegen musste.
Danach überwies man ihn dann ins Heeresspital
mit Verdacht auf „Morbus Bechterew“. Dort lag er
wieder 4 Wochen („Es war klasse so hilflos in den
Krankenhäusern rum zu liegen… man gönnt sich ja
sonst nix…“).
Man prüfte ihn auf Herz und Nieren. Er wurde
immer wieder untersucht und geröntgt, bis sie die
Gewissheit hatten:

Morbus Bechterew mit HBLA 27 positiv. Da musste
er abrüsten und wurde für untauglich erklärt.

Weil er keine Ahnung hatte an welcher Krankheit er
sich nun *angesteckt* hatte, sagte er damals zu
seinem Hausarzt: „Ich hab Morbus Bechterew-
geben Sie mit da bitte was dafür". Dieser aber teilte
ihm dann mit, dass er sich „das" jetzt leider
behalten musste. Und schickte ihn zu einem
Facharzt. (Bei dem dann später auch mein Vater
und ich in Behandlung waren)
Bei dem hatte er dann „Glück", denn der kannte
sich damit ja aus.

*„Damals war das ja noch nicht so. Zum Schluss kam
man zu irgendeinem Dschibuti-Arzt, zu so einen wie
am Bundessozialamt der absolut keine Ahnung hat.
Der fragte mich doch damals glatt warum ich da fast
auf allen Vieren zu ihm rein hatsch´ und gekrochen
kam, wo ich „doch" nur Bechterew hab und der
„bekanntlich" ja nicht in den Füßen sitzt...
Na gut. Er musste es ja wissen.*

*Ich meine, ist ja nicht so dass man das wieder weg
kriegt. Sowas bleibt einem ja. Obwohl es da ja auch
Ärzte gibt, die da auch anderer Ansicht sind und
beinhart behaupten dass es sich bei Bechterew nur
um eine vorübergehende Krankheit handelt. Ein
starkes Stück.*

*„Den richtigen Arzt zu finden, den berühmten Arzt
ihres Vertrauens, einen der einen ernst nimmt, der
einem zuhorcht, dem man was erzählen kann, ist ja
nicht so einfach".* OH ja. Das konnte ich mit
Sicherheit bestätigen.

Natürlich spielte sich nicht alles nur in den Augen ab. Das obligatorische Kreuz-Weh und alle sonstigen Weh-Wehchen durften selbstverständlich auch nicht fehlen.

So war er trauriger Weise bereits mit **Kinder-Rheuma** gestraft, hatte seine ersten Bechterew-Beschwerden bereits im Volksschulalter mit nur zarten 6 Jahren! Damals hatten die Ärzte noch auf **Ischias** getippt. Der Ischias musste für „solche" Fälle immer gern herhalten, auch heute noch, und nicht nur bei Kindern.
Unglaublich und kaum vorstellbar, dass ein so kleines Kind bereits mehr Ahnung von entzündungshemmenden Tabletten hatte, als vom 1x1, und *Voltaren* statt normalen Bonbons lutschte.

Furchtbarer Weise geht's seinem kleinen Sohn heute auch nicht anders, klagt er doch bereits ebenso über Schmerzen, vor allem in den Knien. Immer öfter hört er Sätze wie: „Papa, mir tun die Füße so weh!" Und das bei einem Kindergartenkind. Zum heulen.

„Irgendwie hab ich das alles total verdrängt" schilderte er mir vor Kurzem bei einer Tasse Kaffee. *„Derweil hab ich damals oft nicht mehr kriechen können. Jetzt wo ich so darüber nachdenke, da kommt schon einiges zum Vorschein. Mir haben, wie ich noch in die Schule gegangen bin, so das Kreuz, die Hüfte und das Knie weh getan, dass ich oft gar nicht gehen hab können und keiner hat gewusst woher. Wie oft haben mich die anderen gefragt ob ich mich angeschissen,- oder einen Krapfen in der Hose hab".*

Obwohl ihm der Arzt damals „Bad Gastein/Heilstollen" auf den Kurantrag geschrieben hatte, wurde er dennoch nach **Bad Schallerbach** geschickt. Das war- und ist auch bis heute noch der klassische Ort, wohin man alle Leute mit Kreuzproblemen abschob. Da man dort einem Bechterew-Kranken aber nicht wirklich optimal helfen konnte, probierte er es noch zwei Mal mit Gastein- bis es endlich klappte.
So fuhr er also bereits zum 3. Mal auf Kur, zum ersten Mal aber endlich wegen dem Stollen.

Lachend erzählte er mir welch unvergessliches Erlebnis es einst für ihn war, als er in Gastein aus dem Zug stieg und einen anderen Mann fragte weshalb er denn hier wäre. Dieser sagte dann: „Bechterew" und Christian: „Ah du auch?? Ich auch!!"
Außerdem staunte er über Menschen die bereits seit 25 Jahren und länger wegen dem Heilstollen dort waren. Feierte man so ein hohes Jubiläum, bekam man eine spezielle, ehrenhafte Auszeichnung. Diese wurde dann, nebst anderen Geschenken, feierlich vor allen Anderen übergeben, was ich selbst auch schon mehrmals gesehen hatte.

Auf jeden Fall hatte Christian wie ich einst, erst im Stollen gesehen was ein Bechterew wirklich anrichten konnte. Ihm sind, wie auch mir damals, fast die Augen stecken geblieben weil er einen Augenkrampf hatte vom Schauen.
„Ich hab Bechti-Kranke am Stock gehen gesehen, aber nicht einen 90ig Jährigen! 30- 40jährige!! Ich dachte, das gibt's gar nicht. Einer davon war ein super Bursch mit gesundem Humor und viel Selbstbewusstsein, der hat echt alles gemeistert. Er war, wie viele andere Leute ein U-Hagerl, komplett verbogen und konnte nur noch seitlich raufsehen.

Bei ihm war der Verlauf so aggressiv, dass er innerhalb von ein paar Monaten um 30 cm geschrumpft ist! Ich hätt´s nicht geglaubt wenn er mir nicht Bilder und Fotos gezeigt hätte, weil er es speziell dokumentiert hat".

Das war Christians allgegenwärtige Angst, dass es ihm einmal genau so gehen würde. Wie jeder andere Bechti auch, befürchtet auch er krumm und steif zu werden, auch wenn es bei 11 Menschen, 10x anders verläuft.
„Man muss immer aufpassen, denn es kann immer wieder zuschlagen- das ist die Gefahr! Man hat oft unten so viel mit den Beinen zu tun, dass man es übersieht dass man oben derweil steif wird! Zumindest ist der Bechti kein Überraschungs- Ei, denn hier weiß man was man hat".

Einmal ging es ihm in der Firma so schlecht, dass er sich mitten unter der Arbeit ans Herz fasste und zusammen brach. Es war ein starker, akuter Schub im Brustbein sodass er nicht wusste, ob er sitzen oder liegen sollte. Alle hatten plötzlich Panik, dass es ein Herzinfarkt war! Er konnte ja nicht mal sprechen.
Sie riefen sofort den Notarzt denn kurze Zeit davor war wirklich jemand an einem Herzinfarkt gestorben, weil sie nicht schnell genug reagiert hatten.
Er bekam eine Schmerzstillende Infusion vor Ort angehängt. Er selbst wusste ja dass es vom Bechti war, nur die anderen kannten das noch nicht.
Manchmal konnte er hören, wie die Kollegen hinter seinem Rücken sprachen: „Da schau, heute hatscht er wieder". Oder „Boa, heut geht's ihm wieder schlecht". Usw. Genau wie bei mir.

Genau wie ich hatte er außerdem schon bald einen zweiten Meldezettel beim Rheumatologen ausgefüllt und die Rheumaambulanz war sein zweites zu Hause. Auch machte er die gleiche Erfahrung dass, wenn ein Gelenk wie z.B. das Knie angeschwollen war- man es nicht einfach abbiegen konnte. *„Das Hirn weigert sich irgendwie. Als ob es in einem Schraubstock hängen würde".*
Das kannte ich selbst nur allzu gut.
Bei einem Schub in der Hüfte weiß man nicht mal wie man g´scheit ins Auto kommt weil man nicht mal einsteigen kann. Bei einem Schub im Auge kann man nicht Autofahren weil man nix mehr sieht... Pff!

Wegen seinen Augenentzündungen hatte er sich bald angewöhnt, stets Tropfen und Salben mit zu nehmen. Meistens aber brauchte er Kortison. Oft 150mg täglich. Doch mehr geht irgendwann nicht mehr, weil der Magen Purzelbäume schlägt. So wie ich es regelmäßig als Infusion in die Venen kriegte, bekam er die Kortison-Spritzen dann direkt in´s Auge.
„Der Mensch hält ja viel aus. Die Nadel selbst tut gar nicht sooo weh- da halten sie dich eh zu zwei fest, sonst sticht der ja sonst wo hin wenn du dich bewegst. Aber nachher dann!! Oh mein Gott...".

Im Laufe der Jahre bekam er dann eine künstliche Linse bei einer „Grauer-Star"-OP. Nach einer besonders schlimmen Entzündung hatten sich die Pupillen nicht mehr geweitet, waren irgendwie verklebt. Diese aber müssen sich angeblich immer bewegen können und dürfen nicht starr sein weil sonst das Kammerwasser nicht mehr zirkulieren kann, und dann der Augendruck steigt.

„Das Wichtigste ist immer, sich nicht bemitleiden zu lassen. Seit ich von daheim ausgezogen bin, geht's mir besser. Zu Hause bin ich nur bemuttert worden und wurde mit Selbstmitleid überschüttet. Dadurch wurde es aber ärger.
70% der Beschwerden entstehen durch seelische Belastung möchte ich fast sagen. Kombiniert man es mit einem Teil extremer körperlicher Belastung- ist das natürlich ein Wahnsinn.
Das heißt wenn man körperliche schwere Arbeit hat UND dann vielleicht noch dazu gemobbt wird oder so, keine Anerkennung hat vom Chef oder sonstige psychische Gründe, da kannst dir sicher sein dass du einen Schub kriegst- das ist quasi vorprogrammiert. Das kann man wirklich beobachten.
Mir geht's jetzt gut seit ich arbeitslos bin, keinen Druck und keinen Stress mehr hab. Nun bin ich auch viel ausgeglichener".

Ja, ganz genau so hatte ich es selber auch erlebt. Das ist haargenau meine Rede.

Der Behinderungsgrad

& eine traumhafte Orthopädin wie man sie sich wünscht...

Christian wurden vom Bundessozialamt 70% Behinderung bestätigt. Damit war er offiziell ganz schön bedient.

Früher wurde ja mit den Behinderungs-Prozenten nur so rum geschmissen, sie wurden ja geradezu großzügig verteilt. Allein für die lateinisch-medizinische Bezeichnung „Morbus" und für den „Bechterew" gab es automatisch schon 50%. Ich persönlich kannte zu der Zeit niemanden, der weniger in seinem Behindertenausweis stehen hatte. Heute muss man um jeden einzelnen Grad kämpfen, und wird so wie ich, auch schon mal des Öfteren abgelehnt aus den fadenscheinigsten Gründen.

Ich für meinen Teil war nämlich nicht so gut dran und kriegte nur lächerliche 30%. Und das in einer Zeit, in der es mir wirklich dreckig ging.

Ich hatte meinem Antrag sämtliche Befunde und Röntgenbilder beigefügt. Trotzdem war es dem zuständigen Arzt beim Bundessozialamt zu wenig. Er wollte sich noch zusätzlich absichern und vergewissern, die ärztlichen Atteste alleine reichten ihm offenbar noch nicht. Vermutlich weil er mir die Krankheit von außen (noch) nicht ansah.
So überwies er mich zu einer Frau Doktor, die außerhalb für das Amt arbeitete und orderte eine erneute, fachmännische Untersuchung.

Bei dieser Orthopädin ging dann alles furchtbar schnell. Rucki- Zucki musste ich ihr im Schnellverfahren meine Beschwerden aufzählen, ohne dass ich näher darauf eingehen durfte.

Sie sah während meiner Schilderung kein einziges Mal von ihren Vorlagen auf- außer als sie mich danach von oben bis unten abschätzend musterte. So wies aussah, glaubte mir die gute Frau kein Wort.

In barschem Ton befahl sie mir dann mich aus zu ziehen und allerhand Verrenkungen zu machen. Das kannte ich ja schon zur Genüge.
Ziemlich genervt fragte sie mich dann in arrogantem Ton ob das denn *alles* wäre, und ich mich nicht noch ein wenig mehr bewegen könnte?!
„Wie alt sind Sie noch einmal?? So wie Sie aussehen*, wollen Sie mir doch nicht ernsthaft erzählen, dass sie in DEM Alter jetzt wirklich nicht mit den Fingerspitzen bis zum Boden runter kommen?!"

Wie bitte? Ich dachte ich hätte mich wohl verhört.

So wies aussah war ich mit meinen Mitte 20 nicht nur zu jung, sondern offenbar auch zu attraktiv um als chronisch Kranke durch zu gehen. Nur weil ich geschminkt war, galt ich anscheinend als Simulant. Als ob das was mit dem Aussehen zu tun hätte.
„Legen Sie sich mal in Bauchlage auf das Bett".
„Ich kann nicht auf dem Bauch liegen, das geht mit meinen Hüften und der Lendenwirbelsäule nicht".
„Von dem *was geht* und was *nicht*, von dem mach ich mir jetzt mal ein eigenes Bild. Jetzt ist Schluss, legen Sie sich bitte da rauf dass wir heute noch fertig werden." Na das war ja ein reizender Ton hier.

Noch während ich mir überlegte ob ich mir sowas gefallen lassen musste, spürte ich plötzlich einen tosenden Schmerz, der mir vom Kreuz bis in die Zehennägel einfuhr!
War die Alte denn verrückt??! Die verdrehte mir die Beine!! AUUUAAA

WAS SOLL DENN DAS?? DAS TUT WEH!!!!!!!!

Ich war total geschockt. Aus dem Grund konnte ich nur innerlich schreien, da blieb mir glatt die Luft weg.
Ein anderer hätte vermutlich gleich laut um Hilfe gerufen. So was Brutales. Am liebsten hätte ich ihr eins auf die Backe gegeben.
Sicher, ich hatte schon Verständnis dass sie sich wirklich selbst überzeugen musste weil sie sicherlich 100x am Tag was vorgespielt kriegte, aber SO was??

Das war einfach das Probleme mit den Ärzten: Entweder sie waren so stur und uneinsichtig, dachten dass man Bechterew wirklich nur im Kreuz hat, oder sie glaubten einem nicht wenn man noch nicht am Zahnfleisch daher kroch.

Ist schon blöd wenn einem der eigene Körper vorgaukelt dass man bereits 70 ist, obwohl man rein äußerlich noch jung und knackig aussieht.

Meine Untersuchung fürs Bundessozialamt war auf jeden Fall für die Katz. Mit nur 30% im Behindertenausweis kriegt man keinen Kündigungsschutz. Diesen aber brauchte ich für die Firma für die ich arbeitete, alles andere war nicht sicher. Doch das konnte ich mir damit nun abschminken. Es war direkt eine Frechheit. Jeder Drogensüchtige bekam mehr Prozente!

Ich musste mich weiterhin mit meinem Medikamentencocktail über Wasser halten und hoffen, dass ich nicht gekündigt wurde wenn ich wieder einmal auf Kur fuhr.

Neue Hoffnung

10 Jahre lang hatte es gedauert, bis ich durch
Zufall endlich Tabletten für mich fand die mir gegen
die akuten Hüft-Schmerzen halfen! DICLOBENE 50
mg und DICLOBENE Retard 100mg Kapseln mit
Langzeitwirkung waren in Kombination mit
BRUFEN 600mg für den Rest meines Körpers, wie
etwa das ständig entzündete Kreuz-Darmbein-
Gelenk, ein Geschenk des Himmels.
So lange hatte ich herum experimentiert und
herumgedoktert, nun hatte die Suche endlich ein
Ende und ich konnte gezielt gegen die Schmerzen
vorgehen. Vorübergehend zumindest. Man kann
noch so viele Tabletten schlucken, doch wenn sie
einem nicht helfen, zermürbt man mit der Zeit.

Auch wenn ich wusste dass die Wirkung nicht ewig
anhalten würde, und sich der Körper auch daran
irgendwann wieder gewöhnt, so half es mir
trotzdem für eine Zeitlang wenigstens so halbwegs
über die Runden.
Ich genoss jeden einzelnen Tag in vollen Zügen.
Mein Gott war das schön sich wieder halbwegs
normal zu bewegen! Tut einem alles weh, schleicht
man irgendwie nur noch dahin, bewegt sich
behutsam und langsam wie eine Schnecke. Jedes
noch so kleine Hindernis am Boden konnte einem
da zum Verhängnis werden.

Irgendwann sieht man die Welt mit anderen Augen.
Man erlebt seine Umwelt viel bewusster, nimmt
Kleinigkeiten die gesunden Menschen gar nicht
auffallen, anders wahr.
Zum Beispiel war ich dankbar über jeden einzelnen
kleinen Stein der im Frühling von den Gehsteigen
gefegt wurde.

Wenn man hinkt und ein Bein nachzieht, ist es
echt mühsam im Winter weil man ständig die
Steine mit schleift. Das ist bei Gott nicht angenehm
für die Schuhe.
Oder wenn der Aufzug mal kaputt ist. Was andere
nur zum Schnaufen bringt weil sie keine Kondition
haben, ist für einen Bechti mit Hüftproblemen ein
echtes Problem.

Ich änderte meine Einstellung zu vielen Dingen,
denn ich wusste: Kommt es auch noch so schlimm,
konnte es trotzdem immer noch schlimmer
kommen! Ich hatte Respekt vor meinem Körper. Ich
hasste ihn nicht mehr, sondern ich versuchte auf
ihn zu hören und in ihn hinein zu horchen was er
mochte und was nicht. Ich konnte es ja ohnehin
nicht ändern, also arrangierte ich mich mit dem
Untermieter.
Mein Selbstwertgefühl begann wieder zu steigen.
Mich damit ab zu finden, war besser als mit dem
Kopf dagegen an zu kämpfen.

Ich probierte Fuß-Reflexzonenmassagen nachdem
mir meine Mutter ein Buch darüber geschenkt
hatte.
Ich versuchte wieder weniger tierische Fette zu
essen und stattdessen mehr auf die
entzündungshemmenden „Omega-Fettsäuren"
umzusteigen dies im Oliven- oder Rapsöl, Lachs,
Makrele oder z.B. in Nüssen gab. Auch Vitamin E,
C, D, Kupfer, Selen und Zink waren angeblich ´ne
Powermischung für uns Bechtis.

Ich lächelte innerlich über die „starken" Schmerzen
meiner Mitmenschen wenn diese mal wieder über
Blähungen klagten, sich ein wenig in den Finger
schnitten oder über sonstige, für uns- lächerliche
Kleinigkeiten jammerten.

Ganz ehrlich. So manch einer würde den ganzen
Tag nur schreiend durch die Gegend laufen, wenn
er auch nur annähernd den alltäglichen Level an
Schmerz eines Bechtis ertragen müsste, bei dem
leidigen Bodyguard der uns ständig folgte. Und da
mein ich noch nicht mal einen akuten Schub
sondern die ganz normale visuelle Schmerzskala.
Einige würden sich mit Sicherheit das Leben
nehmen.

Mein Rheumatologe freute sich zwar mit mir,
versuchte mich aber zum wiederholten Male auf ein
völlig neues Medikament aufmerksam zu machen
das sich REMIKADE nannte.
Angeblich sollte diese Infusionslösung etwas völlig
neues am Markt sein und wie eine Wunderdroge bei
Morbus Bechterew wirken.
Mir war das nicht geheuer. Genau wie mein Vater,
war auch ich mittlerweile bei allem Neuen ein wenig
skeptisch. Vor allem wenn man sich für das
Teufelszeug 2 Tage lang zur Komplett-
Untersuchung in das Krankenhaus legen musste!

Da blieb ich lieber bei meinen komischen
Weihrauchkapseln die mir eine Freundin schenkte.
Auch wenn sie ekelhaft schmeckten, und mir den
ganzen Tag übel aufstießen sodass ich ständig den
widerlichen Weihrauch- Geschmack im Mund
hatte, hoffte ich doch auf die angeblich so
entzündungshemmende Wirkung.
Zu dem Zeitpunkt wusste ich noch nicht, dass sie
mir Null halfen.

Weil die Krankheit immer bekannter wurde, kamen
angeblich immer neuere Medikamente auf den
Markt. So wies aussah, tat sich da einiges in der
Forschung.

<u>Schicksal/ Das letzte Mal in Bad Gastein</u>

Auch wenn es mir gesundheitlich zwar nicht ganz
den gewünschten Erfolg brachte wie es eigentlich
sollte, fuhr ich dennoch wie üblich nach Bad
Gastein zur Kur. Meine Seele stand da drauf und
die PVA (Pensionsversicherungsanstalt) bewilligte
es mir immer wieder, also nutzte ich es auch.

Ich teilte mir das Zimmer mit einer guten
Bekannten aus meiner Turngruppe zu Hause, weil
ich mich mit ihr ganz gut verstand. Leider war ein
Einzelzimmer für mich nicht erschwinglich und die
Kasse zahlte früher nur ein Doppel. Heute sind
Einzel bereits fast überall Standard, so wie für die
Deutschen schon vor 15 Jahren.
Leider kommt einem da schon oft *was* unter. Man
konnte echt von Glück sprechen, wenn man eine
nette, *normale* Mitbewohnerin bekam.

Meine Bekannte, mit Bechterew im letzten
Stadium, also bereits mit steifem Nacken und
Rundrücken, erzählte mir mehrmals von ihrem
Leben. Wie schwer sie es teilweise mit ihren
Mitmenschen hatte.
Wenn ihr Mann mit ihr z.B. in den Garten fuhr
und sich beschwerte, wenn sie sich lieber auf die
Liege im Gartenhäuschen legte, als mit den
anderen Nachbarn zu Grillen. Sie konnte einfach
nicht mehr alles mitmachen weil es ihr oft nicht gut
ging und sie meist wahnsinnige Gelenkschmerzen
hatte. Ihr Mann verstand das nicht und schimpfte
immer, dass sie sich nicht so gehen lassen sollte.
Sicher ist sowas schwer für den Partner. Aber ich
verstand auch sie nur zu gut.

Wir lernten einen lustigen, jungen Mann kennen.
Er war zum 1. Mal in Bad Gastein und kannte sich
in dem Hotel und der Umgebung noch nicht so
wirklich aus. Gerne nahm ich mich seiner an, war
er doch in meinem Alter, was ja nicht grad dem
Durchschnittsalter der übrigen Gäste entsprach.
Wir verbrachten fast die ganze Zeit mit einander
und hatten sehr viel Spaß. Da er zu Hause eine
Ehefrau hatte, war er Punkto Amore streng Tabu
für mich, auch wenn er mir zeigte, dass er mich
sehr gern mochte.

Leider ließen aber auch die gefürchteten
Reaktionen auf den Stollen nicht lange auf sich
warten. Ich kriegte mal wieder einen Mega-Schub.
Meine ach so tollen neuen Tabletten konnte ich mir
in so einem Zustand in die Haare schmieren. Sie
waren zwar gut, aber es dauerte immer Stunden bis
sie wirkten. Nichts also für einen akut einsetzenden
Schmerz.

Eines Tages war es so schlimm, dass ich mir von
der diensthabenden Ärztin eine Spritze geben
lassen wollte. Ich schleppte mich also hinunter auf
die Krankenstation und brauchte Ewigkeiten
wieder hinauf ins Zimmer. Alle Leute gafften mich
an. Ich war Schweißgebadet und völlig erschöpft.
Leider hatte ich Depp meine Krücken zu Hause
gelassen.

Als es mir in der Nacht darauf erneut so schlecht
ging, verzichtete ich auf den *Spaziergang* und rief
den Bereitschafts- Arzt gleich direkt zu mir aufs
Zimmer. Obwohl es mir sehr unangenehm war, ihn
um so eine Zeit zu wecken, hatte ich keine andere
Wahl. Ich konnte nicht mal alleine aufs Klo gehen.
Das wollte ich meiner Zimmer-Nachbarin ersparen.

Diese war in den nächsten Tagen total lieb zu mir.
Sie brachte mir mein Essen rauf aufs Zimmer weil
ich nicht aus dem Bett konnte. Sie erzählte mir
dass sich mein junger Freund und Tischnachbar
immer wieder nach mir erkundigte. Er machte sich
Sorgen um mich und wollte mir helfen.

Als es mir wieder besser ging, besuchte er mit mir
einen medizinischen Vortrag, der von einer „Kälte-
Therapie" handelte. Kälte?? Die gut tat?? So was
hatte ich bisher ja noch nie gehört!
Angeblich sollten 80% der Menschen positiv auf
Wärme reagieren, aber 20% tat die Kälte gut. Das
war ja höchst interessant! Die Frage ob nun Kalt
oder Warm für einen besser ist, konnte man so
aber nicht direkt beantworten weil jeder Mensch
nun anders darauf reagierte.
DAS würde so Einiges bei mir erklären! Ob ich wohl
auch zu der kleinen Minderheit gehörte?
Es hieß ja immer, dass eine Rotlicht- Bestrahlung
angenehm wäre. Nun für mich war es immer alles
andere als das.
Ich las von warmen, muskelentspannenden und
krampflösenden Bädern. Ich hatte nachher
heftigere Schmerzen als zuvor.
Wenn ich mich unters Solarium legte, konnte ich
mich nachher garantiert eine Stunde lang nicht
mehr rühren.

Für mich lag es plötzlich auf der Hand: Ich wusste
nicht dass mir Wärme schadet, denn ich war
offensichtlich ein Eis-Zapfen-Fan!

Zurück zu Hause, wollte ich diese Erkenntnis sofort
für mich nutzen und legte mir *Kühlgel*beutel zu.
Diese lagerte man eiskalt im Gefrierfach und
wickelte sie kurz vor der Anwendung in ein kleines
Handtuch ein um nicht daran fest zu kleben.

Ich legte mir diese Gel-Dinger auf meine Gelenke-
und siehe da- es war tatsächlich angenehm!
Es wirkte.
Im Internet las ich dann mehr darüber und erfuhr
von selbstgemachten Topfen-Umschlägen die auch
gut kühlten. Zu meiner Überraschung erfuhr ich
außerdem von einer *Kältekammer*, einer
sogenannten „Kryotherapie". Ich war fasziniert.
Warum war mir das bisher noch nicht
untergekommen?

Meine nächste Kur wollte ich auf jeden Fall in
einem Hotel mit Kältekammer probieren. Ich war
zum letzten Mal in Bad Gastein auf Kur. Welch
Segen der Heilstollen auch für die meisten
Menschen sein mochte, mein Körper stand
höchstwahrscheinlich auf Kälte. Ich freute mich
darauf.

Remicade

Aufgeregt erzählte ich meinen Eltern davon doch
für meinen Vater kam außer dem Stollen auf den er
schwor, sowieso nichts anderes in Frage. Es ging
ihm fürchterlich. Er hatte wie immer gerade mit
einem schweren Schub zu kämpfen und so wie´s
aussah, stand mal wieder sein ganzer Körper in
Flammen.

Zu dem Zeitpunkt geisterte gerade ein Mann durch
die Medien, der sich einer *Aufrichtungsoperation*
unterzogen hatte. Hierbei wurde einem völlig
verbogenen und versteiften Bechti angeblich Stück
für Stück die Wirbelsäule gebrochen (!) und so was
wie eine Metallstange eingesetzt zum fixieren. Zwar
war er dann vermutlich auch „stocksteif" im
wahrsten Sinn des Wortes, aber er konnte dann
den Menschen vermutlich wieder in die Augen
sehen, anstatt sie an den Schuhen und der Stimme
zu erkennen.
Das barg mit Sicherheit auch genügend Probleme,
war aber für SO einen stark Betroffenen vermutlich
jedes Risiko wert.
Mein Gott. Wie viel Schiss musste man vor dem
„gerade biegen" haben. Diese schwere OP ist
garantiert kein Honiglecken.
Für Interessierte wurde der Werdegang auf jeden
Fall dokumentiert. Für mich las sich das wie ein
Horrorfilm.

Für meinen Vater war so eine O.P. überhaupt
nichts. Er war zwar auch mehr als 2o cm
geschrumpft und zusammen gesackt im Laufe der
Jahre, trotzdem ging dieser Schritt dann doch zu
weit.
Stattdessen hatte er sich entschlossen nun endlich
doch das neue „REMICADE" zu probieren.

Immer wieder war ihm *unser* Arzt damit in den
Ohren gelegen.
Dafür musste er für zwei Tage lang ins
Krankenhaus wo er von Kopf bis zu den Zehen, vor
allem aber sein Blut und die Lunge untersucht
wurden, ob sein Körper die Infusion überhaupt
vertragen würde.

Doch was war Remicade überhaupt? Sollte ich das
vielleicht auch mal probieren? Ich machte mich mal
wieder im Internet schlau und las folgende
Informationen:
Der Hersteller hieß Centocor und der Wirkstoff war
Infliximab. Das klang irgendwie niedlich wie ich
fand. Es gehörte zu den so genannten „Biologika".
Auf jeden Fall war Infliximab so eine Art Protein,
das offenbar Anteile von Mensch und Maus hatte!
Häh?? Wie bitte? Was sollte das denn heißen?!
Egal.

Es war wohl so etwas wie ein „Immun-
Suppressiva"- ein Medikament durch das quasi
unser Immunsystem ziemlich runter gedrosselt und
geschraubt wurde und das Infektionsrisiko
dadurch stieg.
Na und wenn schon. Welche Medikamente hatten
keine Nebenwirkungen und Risiken? Also.
Ich überflog den ganzen wissenschaftlichen Teil
und kam zu dem Ergebnis dass die "TNF-Alpha
Blocker" zusammen gefasst, einfach auf gut
Deutsch die Entzündungsprozesse im Körper
blockieren.
Dadurch verflogen dann nicht nur die Schmerzen,
sondern natürlich auch die ständige
Morgensteifigkeit und die Müdigkeit, weil man sich
quasi wie neu geboren fühlt. Kurzum: Man ist
letztendlich wieder ein *richtiger* Mensch. Ein Traum.

Ich wünschte dem Papa von Herzen dass es ihm
wirklich half. Ich für meinen Teil wollte erst mal
abwarten wie diese Wunder*droge* tatsächlich
wirkte. Half es IHM, half es sicher auch mir.
Schließlich war ER der beste Kandidat dafür.

Heute, 10 Jahre später, muss er immer noch mit
dem Kopf schütteln wenn er daran denkt, wie viel
kostbare Zeit er damals vergeudet hatte, nur weil er
sich anfangs so gegen dieses Mittel wehrte.
Wie viele unnötige Schmerzen er sich hätte
ersparen können, hätte er nur früher schon
gewusst, wie sehr ihm die Remicade wirklich helfen
würde.
Seit dem 1. Tag der Infusion an, brauchte er
nämlich keine einzige Tablette mehr!!! Er war seit
dem 1. Tag an, völlig Schmerzfrei.
Und das bei einem Mensch, der sich an manchen
Nächten schreiend an seine Frau festklammerte
und zu Gott betete, dass er ihn endlich von seiner
Qual erlöst.
Für ihn war es dann tatsächlich sowas wie ein
Geschenk Gottes, er konnte es jedem nur
empfehlen.

Normalerweise gewöhnt sich der Körper schnell
daran und braucht in der Regel eine immer höhere
Dosis. Bei ihm wirkt es seit 10 Jahren immer
gleich.
Manche kriegen die Infusion alle 6-8 Wochen,
andere sogar in noch größeren Abständen. Der
Ablauf ist der Selbe. Man muss sich immer Zeit
dafür nehmen denn es dauert zwischen 2 und 4
Stunden. Da man in der Regel nicht alleine in der
Arztpraxis liegt, sollte man sich rasch an die (meist
älteren) Herrschaften gewöhnen, die einen
währenddessen gerne voll quatschten.

Morbus Crohn

Weil Remicade auch bei *Morbus Crohn* eingesetzt
wurde, fiel mir eine ehemalige Freundin wieder ein
die ich seit Jahren nicht mehr gesehen hatte.
Durch sie, und durch einen ebenfalls betroffenen
Freund meiner Eltern, hatte ich bereits hautnah
miterlebt, was diese grausame **Darm**erkrankung
anrichten konnte.
Ihr Darm war ständig entzündet und sie hatten
permanent Durchfall. Bei *ihm* bildeten sich ständig
sogenannte Fisteln und Abszesse, *sie* bekam
schwere Depressionen und Angstneurosen. Ihr
gesamtes Leben drehte sich nur noch um die
Krankheit. Der Crohn wurde für die beiden, fast wie
mein Bechti- zum Lebensmittelpunkt.

Meine Freundin war immerzu unruhig. Es war
kaum möglich mit ihr einen Schritt aus der
Wohnung zu tun, ohne dass sie sich gleich
automatisch und krampfhaft nach einer Toilette
umsah. Panikattacken waren die Folge wenn sie
sich weiter als einen gewissen Radius vom
nächsten WC entfernte. Ich konnte mit ihr nicht
unter Menschen gehen. Das Volksfest zu besuchen,
oder eine Autofahrt, war für sie der absolute
Horror.
Um solchen Ängsten vor zu beugen, wäre sicherlich
so eine Art Notfallpaket für unterwegs hilfreich
gewesen wie ich es bei mir zu Hause im
Schlafzimmer hatte. Mit persönlich- intimen
Utensilien wenn man dann wirklich mal „in den
Busch" gehen musste.

Ständig sprach sie von ihren Problemen. Fast jedes
Gespräch lief auf ihren Gesundheitszustand
hinaus. Durch die chronischen Entzündungen
waren wir quasi nie allein. Der Crohn war
allgegenwärtig.

Durch die Muskel- und Gelenkschmerzen die
zusätzlich dazu kamen, gab´s viele Parallelen zu
meiner eigenen Krankheit. Umgekehrt hatten ja
auch viele Bechterew-Patienten meist parallel mit
Morbus Crohn zu tun.

5 Jahre lang musste dir Arme auf ihre Diagnose
warten denn ihre Beschwerden hatte sie bereits in
der Schule schon! Leider wurde sie lieber zum
Psychiater statt zu ner Spiegelung geschickt, weil
ihr kein Mensch glaubte. Immer wieder musste sie
ins Krankenhaus, aber erst als sie 12 kg in zwei
Wochen verlor, hatten es die Ärzte endlich kapiert
dass da was nicht stimmte.

Was mich betraf, konnte, und kann ich bis heute
noch 3x auf Holz klopfen, dass mir Beschwerden
mit dem Magen-Darm-Trakt großzügiger Weise
bisher immer erspart geblieben sind.
Entzündete Speiseröhre und Mundhöhle...
Schubartig entzündeter Dick und Dünndarm das
meist ein paar Wochen anhalten konnte... Nein
danke. Ich war selbst genug bedient. Diesen
Zustand konnte ich nicht auch noch gebrauchen.

Ich sonderte mich von meiner Freundin ab. Ich
versuchte mich rar zu machen und mich von ihr zu
distanzieren. Ich hielt ihr ewiges Gejammer
irgendwann einfach nicht mehr aus, war nach
jedem Treffen irgendwie nur noch deprimiert oder
wütend. Ich meine sie konnte ja nichts dafür. Aber
es wurde mir einfach alles zu viel.
War ich wirklich so oberflächig und egoistisch?
Muss man denn nicht IMMER hinter seiner
Freundin stehen oder gab es irgendwann, irgendwo
mal eine Grenze?

Ich hatte zwar ein schlechtes Gewissen dass ich
nicht mehr für sie da war wie sie mich brauchte,
aber war es nicht auch sowas wie ein Schutz-
Mechanismus von meinem eigenen Körper? Wollte
mich mein Hirn warnen und mir sagen dass es
mich einfach schon zu sehr mit hinunter zog wenn
ich mich mit derart kranken Menschen umgab?

Ich konnte mit Depressionen und Panikattacken
einfach nicht richtig umgehen. Verdammt, ich war
doch kein Psychiater!

Das *Problem* löste sich recht bald schon von selbst,
denn sie kündigte mir völlig geschockt die
Freundschaft, als ich ihr eines Tages die Meinung
sagte. Sie war wohl aus gutem Grund von mir
enttäuscht. So etwas erwartet man offenbar nicht
von einer Freundschaft. Man DARF einfach nicht
genervt sein, muss sich gegenseitig helfen. Oder?

Sie konnte schon froh sein dass sie mich los war.
Doch ganz ehrlich war auch ich froh, endlich
wieder meine Ruhe zu haben.

Heute, viele Jahre später, fanden wir uns durch
Zufall im Internet wieder. In langen Mails können
wir unter anderem, nun erfreulicher Weise auch
wieder über unsere Gefühle und Gedanken von
früher „sprechen".
Sie schreibt zwar auch heute noch von ihrer
Krankheit. Doch diese gehört halt einfach zu ihrem
Leben dazu, ist ein Teil von ihr. Genau wie mein
Rheuma ein Teil von mir ist.

Heute sehe ich das alles anders und kann sehr gut
damit umgehen.

Für seine Krankheit braucht man sich schließlich
nicht zu schämen, denn man kann letztendlich
nichts dafür!

Sie erzählte mir wie es ihr in den letzten Jahren
ergangen war und ich muss sagen- es grenzt an ein
Wunder dass die Frau überhaupt noch lebt.

Die akute Darm-**Stenose** (Verengung des Darms)
die sie auch zu meiner Zeit schon hatte, ließ sie fast
von der Klinge springen. Sie wär fast drauf
gegangen bei dem Darmverschluss weil sich das
Essen bei ihr stundenlang durch quälen und durch
krampfen musste. Was nicht mehr durch ging kam
einfach oben wieder raus… und das viele Jahre
lang….

Auch seelisch wurde sie dadurch ein komplettes
Wrack, was fast vorherzusehen war.
Nach dem Tod ihres Vaters magerte sie auf 33 Kilo
ab, war nur noch Haut und Knochen.
Erst als ihr eine Krankenschwester im Spital nahe
legte zu Essen, weil sie sonst sterben würde, sah
sie ein wie ernst die Lage um sie stand.
Sie war wochenlang in der, zu Unrecht
berüchtigten, Landesklinik Amstetten/**Mauer**, dem
Zentrum für seelische und körperliche Gesundheit.
Zwei meiner Freunde waren dort zwecks ihrem
„Bourne-Out"- erfolgreich auf „Kur".

In vielen Therapiestunden lernte sie auf jeden Fall,
ihre Angst- und Panikattacken zu bekämpfen, und
Energie-Blockaden durch Entspannungssitzungen
ab zu bauen. Auch auf genügend Bewegung sollte
sie zwecks Stress**ab**bau und Konditions**auf**bau
achten, was ihr aber meist, wenn überhaupt- nur
nach der Einnahme von *Parkemed* möglich war.

Für die Entzündungen nahm sie außerdem auch
weiterhin ihre altbewährten **Tramal** denen sie
jahrelang schon *treu* war, schmierte sich
regelmäßig mit „Teufelskrallen-Salbe" ein die ihr
gut half und bekam 25- 50mg IMUREK.
Auch das Remikade sollte sie probieren, was sie
aber aufgrund der großen Angst vor zu starken
Nebenwirkungen lieber sein ließ.

Es ist ja erstaunlich, woran sich der menschliche
Körper so alles gewöhnen konnte mit der Zeit.
Tramal machen nämlich total süchtig!
Schon früher war meine Freundin von den Tropfen
stark abhängig, aber dass sie die auch heute noch
nahm, unglaublicher Weise sogar noch in
gesteigerter Form, mit dem hätte ich dann doch
nicht gerechnet.

Wie sie mir vor Kurzem erst *gebeichtet* hatte,
benötigte sie mittlerweile die Extrem-Dosis von 80(!)
Tropfen, und das sage und schreibe gleich 4mal (!)
am Tag!
Ein Anderer würde bei so einer Tagesdosis
vermutlich sterben.
Sie kriegt es nach wie vor von den Ärzten verordnet
und genehmigt. Ihr Körper hatte sich schlichtweg
daran gewöhnt weil er es sich langsam im Laufe
von mehr als einem Jahrzehnt aufgebaut hatte…

Ich kannte das Problem mit der *Überdosierung*. War
es auch noch so ungesund, ein wunder Körper fragt
nicht lang nach der *üblichen* Einheit.
Wenn es einem das Leben erleichtert, dann musste
da auch schon mal die ultimative Mega-Keule her!

Und was tat man da nicht alles dafür, nur um für
ein paar Stunden seine selige Ruhe zu haben? In
der Not mussten da sogar schon mal abgelaufene
Tabletten herhalten…

Aus Erfahrung wusste ich, dass **mir** bei einer
Tabletten-Vergiftung bei meinem Sau-Magen- wie
man so schön sagt, nur schlecht wurde und ich
brechen musste. Ich war aber auch noch nie mehr
als 3 Monate drüber!
Sicher, andere hatten da weniger Glück. Eine
Medikamenten-Vergiftung ist nicht ohne! Kann in
schlimmen Fällen sogar tödlich enden.
Von anderen Patienten hatte ich unter anderem
schon von Nebenwirkungen wie Nesselausschlag,
starkem Juckreiz am ganzen Körper, Atemnot,
Wallungen oder Schüttelfrost gehört. Je nachdem
wie lange die Tabletten schon abgelaufen waren. Je
länger, desto mehr Zustände!
Im Fall einer Unverträglichkeit sollte man daher
immer einen Arzt aufsuchen der einem dann
entweder ein Gegenmittel gibt, oder einem vielleicht
sogar den Magen auspumpt.

Das größere Übel zu der Medikamenten-
Abhängigkeit und den Schmerzen, ist die (meist
unfreiwillige) Isolation. Vielen Crohn-Patienten sind
die Geräusche und Gerüche peinlich die so ein
kaputter Darm in der Regel von sich gibt. Auch
wenn sie noch so oft aufs WC laufen, sich auf den
Balkon oder in den Garten hinaus flüchten, es ist
beschämend. Und lästig sowieso, weshalb viele
trauriger Weise lieber die Einsamkeit wählen.

Als Kinder haben wir immer über den Freund
meiner Eltern gelacht weil er ständig pupsen
musste. Uns war *das* ja verboten, aber er „durfte“
das. Außerdem mussten wir immer darauf
schauen, nie zu lange das Klo zu blockieren wenn
er zu Besuch war, weil er es dann meist für sich
selbst reserviert hatte…

Ein Bechti hat ähnliche Probleme da die Krankheit ebenfalls Einfluss auf viele Lebensbereiche nimmt. Auch Unsereins muss ständig Rücksicht auf seine Mitmenschen nehmen. Wenn man mitten in der Nacht z.B. wieder aufstehen muss, weil man nicht mehr weiß wie man liegen soll. Leise und wie ein geprügelter Hund schleicht man dann hinaus in die Küche, raucht einsam eine Zigarette, setzt sich verzweifelt vor den leisen Fernseher oder schnappt sich ein Buch um die Zeit tot zu schlagen... bis die Tablette wirkt.

Man schämt sich auch ein bisschen wenn einem seine Lieben bei den morgendlichen Dehn und Streck-Übungen erwischen, ohne die man sich aber sonst leider nicht bewegen kann.

Punkto Angst und Panikattacken konnte ich ebenfalls ein Liedchen singen. Ich entwickelte mit der Zeit einen richtigen Horror vorm Schlafengehen. Denn auch wenn ich abends noch keine Schmerzen spürte, so konnte das Aufstehen ein paar Stunden später dennoch zum Albtraum werden. Ruheschmerz war eine Qual. Wegen ihm ließ ich mich nachmittags lieber nicht mehr auf ein *wohlverdientes* Mittagsschläfchen ein. Wegen dem Ruhe-Schmerz konnte ich mir manchmal in der Früh nicht mal das Gesicht nach dem Aufstehen waschen weil ich mich nicht zum Waschbecken runter bücken konnte. Von Zähne putzen in gebückter Haltung war ebenfalls keine Rede. Morgens gewöhnte ich mir deshalb recht bald schon an, immer 5 Minuten mehr ein zu planen und stand immer etwas früher auf.

Meine Mutter erzählte mir einmal, dass sie auch lange Zeit brauchte, um mit Papas nächtlichen Wanderungen und dem ewigem Rumwälzen im Bett klar zu kommen.

Sie musste erst kleinweise lernen damit um zu
gehen. Sie fühlte sich so hilflos. Was sollte sie
tun?? Was konnte sie machen?
*„Man wird selber grantig wenn man genau wie er
keine Nacht mehr schlafen kann, weil man durch ihn
immer wieder wach wird und ihm jede Nacht helfen
muss. Und auch wenn man ihm nicht helfen kann,
dann kann man aber auch nicht einfach so
ignorieren wenn er rum wimmert und so tun als ob
man schläft. Dann versucht man halt ihm so gut wie
möglich zu zureden, bis er irgendwann vor
Erschöpfung alleine einschläft…"*

Meine Freundin war auf jeden Fall schon so
bedient, dass sie mit noch nicht mal 30 Jahren, in
die Invaliditäts- Pension geschickt wurde.
Diesen Zustand muss sie nun alle zwei Jahre
erneut überprüfen lassen, ob ihr die Invalidität
noch *zusteht*.

Laut Behindertenausweis hatte sie durch den
Crohn und den diesbezüglichen Einschränkungen
einen Behinderungsgrad von 80% bekommen!
Sie selbst konnte diesen Prozentsatz kaum glauben
als sie es zum ersten Mal gelesen hatte.
Ihr Krebskranker Vater bekam "nur" 70% und starb
daran. Doch die PVA hatte anscheinend erkannt
dass auch sie nicht nur einmal dem Tod von der
Schippe gesprungen war…

Gott sei Dank hatte sie sich dennoch nie
unterkriegen lassen, kämpfte so wie ich, ständig
gegen ihre schwere Krankheit an.

Das aussichtslose Dahinsiechen war vorbei, immer
wieder hatte sie sich tapfer wieder aufgerappelt und
ist nun endlich nach so langer Zeit wieder am
besten Weg, ein halbwegs normales Leben zu
führen.
Sie hat wieder Hoffnung und freut sich, wieder
aktiv am Leben zu sein!
Heute verbringt sie auch- im Gegensatz zu früher-
viel Zeit draußen in der herrlichen Natur.
Im Internet hatte sie vor Jahren schon den Tipp mit
dem *Notfallpaket* gelesen und nun tatsächlich
immer bei sich.
Vorzusorgen beruhigt. Man fühlt sich sicherer und
kann Panikattacken somit umgehen.
Sie fühlt sie generell aktiver und kräftiger. Ihre
Haustiere geben ihr zusätzliche Stütze und Kraft.

Was die Liebe betrifft- wünsche ich ihr von ganzem
Herzen nur das Allerbeste. Dass sie jemanden
findet der mit der Krankheit umgehen kann und
deswegen immer hinter ihr steht. Egal was
kommt...

Wo die Liebe hinfällt...

Seit der letzten Kur war mittlerweile über ein Jahr
vergangen. Mit M., den ich dort ja kennen gelernt
hatte, war ich nach wie vor in gutem Kontakt
geblieben. Da er praktischer Weise nur eine
Autostunde entfernt wohnte, konnten wir unsere
Freundschaft nicht nur per Telefon, sondern auch
mit persönlichen Besuchen pflegen.
Ich mochte ihn recht gern, da mir seine witzige,
zurückhaltende und respektvolle Art gefiel.
Dass es mittlerweile stark in seiner Ehe kriselte,
blieb mir natürlich nicht verborgen.
Genau wie bei mir damals, schlug ihm sein
Kummer auf die Gelenke und sein Bechti tanzte mit
ihm Tango.
Es war schon komisch dass ich mich schon wieder
einmal, zu einem Bechterew- Kranken hin gezogen
fühlte.

Irgendwann hatte ihn seine Frau verlassen und er
brauchte eine Ablenkung um wieder auf andere
Gedanken zu kommen.
Da rief er mich an ob er das Wochenende nicht bei
mir verbringen dürfte, doch mir ging´s an dem Tag
grad nicht gerade rosig.
Ich war beim Kekse backen mit zwei meiner besten
Freunde, weil ich alleine nicht dazu im Stande war.
Die Jungs halfen mir so gut sie konnten, weil ich
nur mit Krücken rumhumpeln und grad mal
Anweisungen geben konnte.

Es muss Schicksal gewesen sein dass meine beste
Freundin damals grad an dem Abend mit mir
Tanzen gehen wollte. Es war die Nacht vor einem
Feiertag und in dem Lokal ihrer Wahl, war
bestimmt die Hölle los.

Meinen Einwand dass ich mit den Krücken wohl nicht sonderlich attraktiv auf der Tanzfläche wirken würde, ließ die Frau nicht gelten. Im Gegenteil.
Sie behauptete, mir mit einem ihrer kreativen, selbst-getexteten *Woodo*-Sprüche helfen zu können.
Ich glaubte nicht an so einen Unfug, doch witzig war´s trotz alledem. Und vor allem- sie war eine wahre Hexe was das betraf!
So lachte ich laut über den „magischen" Spruch, den ich konzentriert aufsagen musste, und ließ sie mal in dem Glauben...

Ich weiß nicht genau wie und was sie gemacht hatte, aber unglaublicher Weise hatte der Spruch tatsächlich gewirkt!!
Gruselig, mehr als gruselig... denn daraufhin ging es mir so gut, dass wir dann wirklich zum Tanzen gehen konnten weil meine Hüftschmerzen plötzlich wie weg geblasen waren!

Gut, ich mein vermutlich hatten zu dem Zeitpunkt einfach nur endlich die Hammer-Tabletten gewirkt die ich mir vorher eingeschossen hatte.... ^^
Wie auch immer: Fakt ist nur:

In DER Nacht kam ich mit meinem zukünftigen Mann zusammen ♥

Meiner Mutter ging das Ganze viel zu schnell. Nicht dass es sie etwas angegangen wäre, schließlich war ich erwachsen und konnte schon ganz gut selbst entscheiden was gut und richtig für mich war.
Trotzdem versuchte sie mir mein Glück zu vermiesen indem sie mir meinen neuen Freund erst mal mit allen Mitteln aus zu reden probierte.

Ob´s denn schon *wieder* ein Kranker sein musste.
Ob ich nicht oft genug bei ihnen zu Hause gesehen
hätte was man mit einem Bechterew-Kranken so
mit macht.
Sie *warnte* mich mit einem Kranken zusammen zu
leben weil wir nicht wussten, wie weit die Krankheit
bei uns fortschreiten, und aus uns mal machen
würde.
Ob ich mir das wirklich *antun* wollte?!

Ja. Das wollte ich. Genau das.
Mit allen Konsequenzen. Und egal welche
Schwierigkeiten deswegen noch auf uns zukommen
konnten. Egal welche Einschränkungen wir durch
das Rheuma auch ertragen mussten und egal wie
schlimm es für einen von uns beiden wirklich
enden *konnte.*

Obwohl sie sich nur Sorgen um mich machte, kam
ich mir wie ein kleines Kind, und ziemlich
bevormundet vor. Ich war so enttäuscht von ihr
weil sie sich nicht einfach für mich freute, dass ich
über einen Monat lang nix mit ihr sprechen wollte.
Von mir aus konnte sie die Eiszeit haben, ich stand
voll hinter meinem Freund.
Irgendwann würde sie es schon einsehen dass man
es mit Liebe, Rücksichtnahme und Toleranz schon
schaffen konnte. **Besser zu zweit gemeinsam
leiden, als einsam und alleine!**

Doch bis es wirklich mal so weit kam, dass
letztendlich vielleicht wirklich einer von uns im
Rollstuhl sitzen, oder eine künstliche Hüfte haben
würde, so lange wollten wir uns über jeden
einzelnen unbeschwerten und schmerzfreien Tag
freuen!

Was M ´s Krankheitsverlauf und die Diagnose
betraf, so hatte er damals nicht so viel „Glück" wie
ich. Ich war ja durch meinen Vater einst direkt mit
dem speziellen Verdacht zum Internisten gegangen.

Er musste erst, wie viele andere Bechtis auch zu
Beginn, mein Vater eingeschlossen, erst von
Orthopäden zu Orthopäden tigern. Jeder machte
sich anders wichtig doch irgendwie redeten alle vom
selben Krampf.

-) „Sie müssen mehr Sport machen",
-) „Sie sind einfach nur verspannt"
-) „Sie müssen Abnehmen, das kommt vom
Übergewicht", usw.

Während also alle nur blöd daher faselten,
versteiften die Menschen und waren am verzweifeln
weil ihnen niemand glaubte oder helfen konnte.

Eine Arbeitskollegin meiner Mutter sagte
irgendwann mal zu ihr: „Hör mal, dein Mann sieht
irgendwie aus wie meiner. Geht doch mal zu dem
Doktor U., der beschäftigt sich mit dieser *neuen*
Krankheit. Morbus so und so".
Das war dann die Wende.

M. ging´s fast ähnlich. Auch er war bei zig Ärzten,
ließ zig Untersuchungen über sich ergehen und
musste sich als junger Mann immer wieder
Sprüche wie „Jetzt sei net so empfindlich!", oder
„Bist du wirklich so wehleidig? Bist ja net der
Einzige der Kreuz-Weh hat", anhören.

Erst nach einem Monat Krankenhaus-Aufenthalt
auf der Rheumaambulanz in Lainz fanden sie dann
die genaue Ursache und Diagnose. Fürs
Bundesheer war er damit natürlich untauglich. Das
war klar.

Weil er damals noch nicht wusste dass er mal so
mit dem Kreuz zu kämpfen haben würde, kaufte er
sich einen tiefer gelegten, super coolen Flitzer mit
den dazu passenden Schalensitzen. Die schnittigen
Sportsitze machten ja vielleicht optisch was her,
aber mit Hüftproblemen war man in den Dingern
direkt gefangen. Wie beim Zug-Fahren tat mir hier
jede einzelne Kurve höllisch weh und ich spürte es
oft in allen Knochen.
Abgesehen davon dass ich mir bei den niedrigen
Sitzen immer beim aussteigen verdammt schwer
tat, ging auch die Kupplung furchtbar streng
sodass ich mich richtig plagen musste.
Ein Kunststück wenn einem die Füße weh tun.

Auch aus seinem Wasserbett tat ich mir schwer
beim Aufstehen. Wenn ich Schmerzen hatte, was
halt ziemlich oft der Fall war, konnte ich kaum die
Beine über den hohen Rand schwingen. Mit raus
rollen war da nix. Das ging nur mit Schwung. M.
schwört ja bis heute noch auf das Bett, was ihm
persönlich angeblich so gut hilft weil sich das
Wasser ergonomisch an den Körper anpasst. Wer
weiß, vielleicht mag es bei den heutigen,
moderneren, Mehrkammern-Ausführungen ja
leichter sein. Doch bei unserem Alten kann ich das
nicht grad behaupten. Im Übrigen war es bei einem
Schub ohnehin egal, wie und wo ich lag.

Auch wenn die Romantik irgendwann dem Alltag
wich und nicht mehr jeden Tag die Sonne für uns
schien, schweißte uns die Krankheit doch
zusammen.
Dadurch dass wir beide den gleichen Leidensweg
hinter uns hatten, und beide mit der Krankheit
leben mussten, halfen wir uns gegenseitig wenn es
dem anderen wieder schlechter ging. Wir bauten
uns gegenseitig auf und sprachen uns Mut zu.
Genau so hatte ich mir das vorgestellt.

Da wir beide noch relativ jung waren und mein
Mann den ich ein Jahr später geheiratet hatte,
gerne Kinder wollte- fragte ich meinen Arzt um Rat.
Leider machte der mir da wenig Hoffnung. Im
Gegenteil.
„Sie sollten sich psychisch darauf einstellen besser
keine Kinder zu bekommen. Weil Sie beide betroffen
sind, würden Sie die Krankheit
höchstwahrscheinlich weiter geben. Es ist daher
fast schon unverantwortlich mit *den* Genen ein
Kind zu zeugen. Abgesehen davon, würden Sie die
Schmerzen wahrscheinlich umhauen".
Tja. So sah´s aus ☹

Was die Arbeit betraf, hatte mein Mann ziemliche
Schwierigkeiten einen Job zu bekommen.
Gleich nachdem wir zusammen gezogen waren,
hatte er beim Bundessozialamt den
Behindertenausweis beantragt und ohne Muh oder
Mäh 50% bekommen. Die standen ihm auf jeden
Fall auch zu denn seine Hüfte war bereits so
geschädigt, dass er dauerhaft hinkte. Außerdem
war er auch durch die bereits verwachsene
Schulter teilweise eingeschränkt.
Laut ärztlichem Attest durfte er genau wie ich,
nicht mehr als 2-5kg heben, doch das erklär mal
einem Chef! Jeder erwartet sich von so einem
jungen Mann doch dass er anpacken kann statt
sich zu „schonen".
Weil man eine Behinderung ab 50% auch offiziell
gesetzlich melden musste, war es *noch* schwerer
eine Arbeitsstelle zu finden, weil sich kaum jemand
darauf einlassen wollte.
Einen Behinderten konnte man nicht mehr so
schnell kündigen. Einen Behinderten musste man
regelmäßig auf Kur fahren lassen.

Vermehrte Krankenstände und Arztstunden waren ebenfalls zu erwarten.
Dafür allerdings wurden sie vom Staat mit einer Art Prämie *belohnt* wenn sie einen körperlich benachteiligten Menschen einstellten, bekamen angeblich einen Teil der Lohnnebenkosten erstattet.
Mal abgesehen davon dass überhaupt jeder größere Betrieb ab einer bestimmten Mitarbeiterzahl einen Behinderten aufnehmen *müsste*, was nur nicht ein jeder weiß. Oder aber erst überhaupt gar nicht erst wissen wollte...

Für mich war es trotzdem irgendwie praktisch dass mein Mann zu Hause war, denn so hatte er vorübergehend Zeit- mir in der Arbeit zu helfen.
Wie schon bei meinem vorigen Partner, und meiner letzten Firma auch, setzte mir die körperlich schwere Arbeit mit der verbundenen Verantwortung als Filialleiterin nämlich ganz schön zu. Die zusätzlich durch die Personaleinsparungen anfallenden, gar nicht enden wollenden Überstunden machten mir das Leben schwer. Ich arbeitete rund um die Uhr für die Firma, 60-65 Stunden die Woche. An manchen Tagen kroch ich auf allen Vieren nach Hause. Ich ernährte mich fast nur noch von Tabletten, war gereizt, müde und ausgebrannt.

Irgendwann in der Zeit wo uns das Wasser wegen der Arbeitslosigkeit von meinem Mann ohnehin schon bis zum Hals stand, passierte das Unfassbare- und ich wurde plötzlich auch gekündigt!
Meine Firma schmiss mich nach 5 Jahren raus, womit ich nicht in meinen wildesten Träumen gerechnet hatte! *Ohne mich ging doch gar nix!*
Dachte ich zumindest.

Für mich brach eine Welt zusammen.
Dass mir in Wirklichkeit nichts Besseres hätte
passieren können, wurde mir erst lange Zeit später
bewusst, doch zunächst bekam mein Stolz und
Selbstwertgefühl einen tiefen Knacks!
Dann kam der finanzielle Todesstoß.
Wir mussten unser zweites Auto verkaufen. Dann
die Wohnung. Unsere wunderschöne Wohnung an
der unser Herz hing, war Vergangenheit. Wir
konnten sie uns nicht mehr leisten.

Aus lauter Frust und Sorge, spielte mein Bechti
Granada in mir. Und Granada natürlich auch bei
meinem Mann. Wir hatten beide unser eigenes,
persönliches Feuerwerk in unserem Körper, aber
besonders geil fanden wir das nicht.

Irrwitziger Weise machten meine Freundinnen
meinen lieben Mann für *meinen* Zustand
verantwortlich. Dass es ihm ganz genau so dreckig
ging, war uninteressant. Sie sahen nur wie fertig
ich mit der Welt war und dass ich plötzlich wieder
mit Krücken laufen musste.
Sie wollten nicht verstehen dass er nichts für seine
Arbeitslosigkeit konnte, dass er selbst am meisten
deprimiert für sein „Versagen" war. Ist es heut zu
Tage so schon schwer als „Normaler" eine Arbeit zu
bekommen, so braucht es wirklich ein Wunder
wenn man in unserem Zustand noch so eine
Chance bekommt.
Ich war traurig dass niemand an M. glaubte. War
enttäuscht weil offenbar jeder vergaß, dass ich
schon vorher mein halbes Leben mit der Krankheit
kämpfte. Psychische Sorgen und Probleme zogen
mich auch vorher schon hinunter, doch nun war
ich wenigstens nicht mehr allein ♥

Genau wie meine Mutter, machten sich die Mädels
aber nur Sorgen um mich, sahen nur die
schlechten Seiten, nicht aber wie glücklich ich
trotzallcm war.
Die körperlichen Schmerzen war ich ja bereits
gewöhnt, doch ich wusste auch wie Verzweiflung
und Einsamkeit schmeckte.

ICH hatte nicht vergessen wie es sich anfühlt, wenn
du wortwörtlich am Boden liegst und kein Schwein
da ist das dir hilft. Ich hatte nicht verdrängt wie im
Stich gelassen ich mich fühlte, weil mein Freund
sich letztendlich von mir abgewandt hatte.
Nun *hatte* ich einen Mensch an meiner Seite, der
sein Gelöbnis zu halten versuchte. IN GUTEN UND
IN SCHLECHTEN ZEITEN... IN ARMUT UND IN
KRANKHEIT... Welch Ironie dass diese zwei Sätze
grad zu **uns** passten wie die Faust auf's Aug...

Dieser Mann war sich nämlich nicht zu schade, mir
mitten in der Nacht das Kreuz zu massieren. Wenn
ich mich mal wieder keuchend und winselnd vor
Schmerzen krümmte, und ich vor Krämpfen keine
Luft bekam. Vor ihm musste ich mich auch nicht
schämen, wenn ich es allein nicht aufs Klo raus
schaffte, meine Krücken akzeptierte er sowieso
ohne jedes Wort. Die Beine ein zu schmieren und
mit Bandagen zu umwickeln ist für ihn völlig
selbstverständlich. Mir die Haare unter der Dusche
bei Bedarf zu waschen, ebenso.

Mal ehrlich, wie vielen Bechtis ist so ein *Glück*
überhaupt je gewährt?
Und wenn ja, sieht man diese selbstlose Hilfe nicht
oft schon als selbstverständlich, und weiß man das
überhaupt noch zu schätzen was andere in der Not
für einen tun? DANKE. Sagt es euren Lieben. Sie
haben es verdient.

Die Kältekammer

Nachdem man als Arbeitsloser keine Zuzahlung leisten musste, und auch die Anfahrt bezahlt bekam, nutzte ich vorerst mal meinen Zustand aus und stellte einen Kurantrag.
Diesmal wollte ich zum allerersten Mal die *Kältekammer* testen. Ich war aufgeregt, weil ich mir von dieser, für mich zwar völlig abartige Methode, dennoch wirklich extrem viel versprach. Sollte ich nämlich wirklich auf die Kälte abfahren, so hatte ich nach langer Zeit wieder so richtig Hoffnung!

Weil ich zwar schon mehrmals auf Kur-, doch bisher immer nur in ein und demselben Hotel war, begeisterte mich vorerst der plötzliche Luxus der mich nun umgab. Ich war völlig hin und weg denn LUXUS bedeutete für mich bisher lediglich, dass ich für keine der Behandlungen außer Haus gehen musste. Was ja schließlich nicht überall der Fall war.
Hier hatte ich nun auch *kulinarischen* Luxus, denn die 4 Sterne machten sich vor allen Dingen auch beim Essen bemerkbar! Kreativ arrangierte Buffets und köstliche Menüs, mit einem professionellen Kellner und dezenter Musikberieselung, statt Massen-Abfertigung in ordinärer Kantinen-Atmosphäre.
Auch mein Zimmer war ein Traum da ich es zum ersten Mal – für mich ganz alleine hatte!

Überraschender Weise waren mir hier auch die Therapie-Behandlungen völlig neu. Kohlensäure-Wannenbad, CO2 Trockengasbad, elektronische Pulsoszillographie, Galvanisches Bad (Wasser mit Gleichstrom), Eiswasserbecken, Lymphdrainagen, usw. kannte ich noch nicht.

Statt dem mir bekannten Fango gab´s nun diverse
Moor-Schlammpackungen und außerdem bekam
ich hier eine Art Einzel-Massage-Gymnastik mit
„Schlingen –Therapie".
Hierbei wurden mir die Arme und Beine mit einem
speziellen Seilzug der an dem Bett befestigt war,
hinaufgezogen. So hing ich dann fast schwerelos in
der Luft, während mir die Therapeutin von unten
das Kreuz, das Gesäß oder die Hüften leicht
massierte und bewegte.
Anfangs war mir das noch ziemlich peinlich, weil
mir das extrem intim vorkam. Doch mit der Zeit
war´s nur noch herrlich und entspannend.

Das aller Interessanteste aber, war natürlich dann
die **Kryo**therapie, weswegen ich ja überhaupt hier
war. Diese war unglaublich…. Unglaublich
schmerzhaft!! Und saumäßig kalt… brrrrrr

Das allererste Mal war unvergesslich.

Ich musste in Badebekleidung erscheinen. Gleich
um 8.00 Uhr in der Früh. Badehose für die
Männer, und Badeanzug oder Bikini für uns
Frauen. Außerdem sollte ich dicke Socken und
festes Schuhwerk tragen. Dazu Handschuhe und
Ohrenschützer bzw. Haube.
Ich kam mir äußerst sexy vor… Das muss man sich
mal optisch vorstellen ☺
Wir waren eine kleine Gruppe, die höchstens aus 3-
5 Leuten bestand. Unfassbar, dass man so, fast
halbnackt, gleich in die Kälte gehen sollte! Ich hatte
zwar schon viel darüber gelesen, doch wirklich
vorstellen konnte ich es mir bis dahin noch nicht.
Zunächst wurde uns allen von einer Ärztin der
Blutdruck gemessen.

Dann bekamen wir einen Mundschutz aufgesetzt
und mir wurde aus Sicherheitsgründen auch die
Brille abgenommen.

Danach ging´s in die <u>erste </u>Kammer. *Hui!*
Hier hatte es *nur* lächerliche, süße 10°- Minus,
doch wenn man im Bikini da steht, ist das nicht
grad lustig.
Dann gingen wir nach Öffnen einer Schleuse, in die
<u>zweite</u> Kammer. *Ach du heilige Scheiße!* Das war ja
der Wahnsinn!!! -60°C. und ich konnte mir beim
besten Willen nicht vorstellen, dass es jetzt gleich
NOCH kälter werden würde! Mir zog sich jetzt
schon innerlich alles zusammen.
Ein paar Sekunden mussten wir da drin verharren,
damit sich der Körper an die Temperatur gewöhnen
konnte.
Meine Psyche stellte sich einstweilen komplett auf
Abwehr ein- vermutlich sprang mein Bechti grad im
Dreieck, wollte sich, so wie ich, offenbar weigern
noch weiter zu gehen.
Doch dann mussten wir durch eine Schleuse-
letztendlich wirklich noch in die <u>dritte</u> Kammer.
Und die war ein richtiger Schock!

Die unglaubliche Umgebungstemperatur von -110°
C. (!!) empfing uns, und mir blieb vor Schreck und
Schmerz die Luft weg. *Grundgütiger!*
Das kann man nicht in Worte fassen. Ein Schmerz
wie von 1000 Nadelstichen umfing meinen Körper.
Meine Brustwarzen waren hart wie Stahl und auch
meine Schenkel brannten wie Feuer. Meine Haut
hatte mir noch nie zuvor so weh getan.
Ich verschränkte die Arme vor der Brust, weil ich
mir einbildete, es würde mich ein *kleines bisschen*
wärmen. Gleichzeitig versuchte ich, wie uns vorher
eingetrichtert wurde, nur flach zu atmen und mich
irgendwie im Takt zu bewegen.

Durch Lautsprecher wurden wir nämlich mit lauter
Technomusik zugedröhnt, um bloß nicht schlapp
zu machen. Dazu die Stimme der Ärztin, die uns
von draußen zu den fetzigen Rhythmen animierte,
und uns durch eine Kamera von dort auch im Auge
behalten konnte.
Im großen Gegensatz zum Gasteiner Heilstollen,
betrug die Luftfeuchtigkeit fast null Prozent.

Platzangst durfte man in dem kleinen Ding auf
keinen Fall haben, denn es war ziemlich eng da
drin. Brav liefen wir hintereinander im Kreis und
zählten in Gedanken die Sekunden.
Eines war fix: Es waren die längsten 3 Minuten
meines Lebens denn sie kamen mir wirklich wie
eine Ewigkeit vor!
Ich war mir ziemlich sicher: Hier drin wurde noch
jeder Prinz zur Prinzessin....

Irgendwann hatte der Spuk dann Gott sei Dank ein
Ende und die Ärztin zählte die letzten Sekunden
laut im Countdown mit. Wie zu Silvester freut man
sich da auf den großen Urknall- denn dann erst
geht man langsam wieder in die mittlere Kammer
zurück.
Umgekehrt ist es dann aber nur noch ein
Kinderspiel, allerdings kann man es kaum noch
erwarten, endlich durch die Schleusen wieder raus
zu sein.

Draußen empfängt einen dann eine wohlige Wärme.
Man hüllt sich in seinen dicken, fetten Bademantel
ein und lässt das Ganze auf sich wirken. Während
einem erneut der Blutdruck gemessen wird, freut
man sich so *es* geschafft zu haben, dass man durch
das unbeschreibliche Glücksgefühl glatt Bäume
ausreißen könnte.

Diese Wirkung hielt dann ca. 3 Stunden lang, intensiv an und unterdrückte den Schmerz. Der lästige *Untermieter* wurde quasi eingefroren.

In dieser Zeit erzielte man angeblich die beste therapeutische Wirkung. Aus dem Grund ging´s dann gleich danach, schnurstracks zur Gymnastik. Die eingerosteten Gelenke mussten schließlich wieder bewegt, und in Gang gesetzt werden! Alle Übungen die man sonst in normalem Zustand nicht mehr machen konnte, wurden hier in dieser schmerzfreien Zeit besonders durch trainiert. Das Gefühl und die Stimmung waren überwältigend. Endlich tat mir für ein paar Stunden nichts mehr weh und ich konnte mich wieder völlig normal bewegen, so wie jeder andere auch!

Um das Ganze zu verstärken, ging der frostige Spaß am selben Nachmittag von Vorne los. Das ganze Programm. Jeden einzelnen Tag. 2x täglich. So sehr die Kälte aber auch heilen konnte, so akribisch genau wurde auch darauf geachtet die vorgegebene Zeit strikt ein zu halten. Eine Minute länger, und man würde bereits ernsthafte Erfrierungen davon tragen... Ich hatte noch nie so gefroren wie in diesen 3 Wochen in **Bad Häring**. Und ich war aber auch schon seit Jahren nicht mehr so gelenkig, wie nach dieser Kältebehandlung in **Tirol**. Ich fühlte mich wie neu geboren.

Ein Jahr darauf ließ ich mich noch einmal *Schock-Frosten*, diesmal aber gemeinsam mit meinem Mann, der das Spektakel selbst auch ausprobieren wollte. Statt Tirol versuchten wir nun aber **Bad Eisenkappel** in **Kärnten**-, und das Resultat war erfreulicherweise das Gleiche!

Wie gewonnen, so zerronnen...

Kurz nach der letzten Kur fand ich einen neuen
Arbeitsplatz. Obwohl ich meine 30%ige
Behinderung eigentlich nicht hätte melden müssen,
wollte ich dennoch ehrlich mit der Firma sein.
Nicht nur dass ich es fairer fand, wenn mein
zukünftiger Arbeitgeber wusste wobei er bei mir
war, so fand ich es noch viel beruhigender zu
wissen, wobei ICH dann war.
Wie stand die Firma zum Thema Kur? Was hielt
dieser Gebietsleiter davon, mich für ein paar
Wochen entbehren zu müssen?
Ich war in einem Alter angelangt, wo ich auf meine
Zukunft schauen musste. Es half mir nix wenn ich
dem Boss das Blaue vom Himmel runter log, und
dann letztendlich mal nicht laufen konnte.
Ging´s mir zwar grad zu dem Zeitpunkt super,
hatte das aber erfahrungsgemäß ja nichts zu sagen.

So erzählte ich bei dem Bewerbungsgespräch die
Wahrheit und hoffte, dass meine sonstigen
Fähigkeiten und Fertigkeiten in der
Verkaufsbranche mehr zählten, als meine
eventuellen Fehl-Tage die gelegentlich mal
vorkommen konnten.
Gott sei Dank war dem dann auch wirklich so,
denn der Gebietsleiter wollte mich trotz alledem
haben! Bei ihm zählte nur Leistung- wobei man
angeblich auch schon mal krank sein durfte.
Ich war glückselig.

So gut ich mit dem Big Boss auch auskam, umso
schwerer tat ich mir dann mit dem übrigen
Personal.

Die persönlichen Differenzen mit den ultra-zickigen
Damen waren bald so gravierend, dass ich die
Filiale wechseln musste. Leider schloss das auch
einen Markt- und Gebietsleiterwechsel ein. Ich
bekam zwei neue Bosse. Und die waren alles
andere als erfreut darüber, dass ich womöglich
bald zur Kur fahren würde.
Durch die Blume wurde mir nahegelegt auf die
Erholung zu verzichten, weil man sich anderenfalls
gezwungen sehen würde, auf meine Kraft in
Zukunft zu verzichten.
Na toll, nun ging das Spiel von vorne los. Diese
Drohungen kannte ich ja schon zur Genüge und
wieder einmal war ich dort angelangt, wo ich
letztendlich doch nicht stehen wollte.
Es war zum Schreien.

Doch die Arbeit war mir wichtiger.
Ich verzichtete also auf die nächste Kur.
Und das, obwohl ich nun endlich nach so vielen
Jahren, so tolle Erfolge damit erzielen konnte.

Irgendwann hatte der Markleiter gekündigt und
auch der Gebietsleiter wurde ausgetauscht.
Für mich persönlich hatte sich damit aber nichts
geändert, denn die neue Chefin legte schon von
Anfang an die Karten auf den Tisch.
Ich sollte mich Punkto Krankheit auch in der
nächsten Zeit ziemlich *still* verhalten, weil ein
längerer Krankenstand in dieser Filiale nicht
geduldet wurde.
Mit „längerem" Krankenstand hatte sie vermutlich
nicht nur auf die Kur, sondern auch auf meine
abgesagte O.P. wegen des *Karpaltunnel-Syndroms*
angespielt...

Karpaltunnel-Syndrom

Seit geraumer Zeit hatte ich nämlich massive Probleme mit der rechten Hand. Meine Finger waren immer öfter völlig taub, waren oft „eingeschlafen" und taten richtig weh. Manchmal kribbelten meine Fingerkuppen so extrem, dass ich das Gefühl hatte in einem Ameisenhaufen zu stecken. Besonders mit Mittelfinger und dem Daumen.
Ganz enorm schlimm war es aber in der Nacht. Hier wachte ich regelmäßig auf und konnte nicht mehr schlafen weil mir die ganze Hand so weh tat. Ich musste sie immer wieder kräftig schütteln und die Finger fest massieren, alles tobte und pulsierte. Zeitweise war es dann so schlimm, dass ich unabsichtlich meinen Mann damit weckte. Zu zweit werkten wir dann um meine Krämpfe in der Hand zu lösen.
Es fühlte sich an als ob die Finger dick geschwollen waren und die meiste Zeit zog es sich über den ganzen Arm bis zur Schulter hinauf.
Ob das alles von der Polyarthritis war??

Irgendwann fiel es mir sogar in der Arbeit auf dass ich immer ungeschickter wurde. Ich konnte an manchen Tagen die einfachsten Dinge nicht mehr halten, alles fiel mir aus der Hand. Meine Feinmotorik hatte permanent Aussetzer und das war ganz sicher nicht mehr normal.
Auch am Computer konnte ich an manchen Tagen die Tastatur nicht mehr richtig bedienen, meine Finger trafen nämlich die Tasten nicht und tippten wirres Zeug.

So ließ ich mir eine Überweisung für den Neurologen geben.

Der misste dann nach der Schilderung meiner
Symptome die „Nervenleitgeschwindigkeit", und das
war ziemlich schmerzhaft! Hierbei wurden mir
nämlich allerhand Elektroden an der Hand befestig
und da immer wieder Strom durch gejagt.
Offenbar kamen meine Beschwerden von einem
eingeklemmten Nerv.
Tatsächlich hatte ich ein *Karpaltunnelsyndrom* wie
mir der Arzt dann hinterher bescheinigte. Da es bei
mir ziemlich fortgeschritten war, legte er mir nahe,
mich umgehend operieren zu lassen! Großer Gott,
das hatte mir noch gefehlt. Nach so einem Eingriff
konnte ich die Hand bestimmt für Wochen nicht
belasten. Wie sollte ich das denn in der Firma
erklären?!

Ich war hin und her gerissen. Wollte ich meine
Arbeits*kraft* erhalten, musste ich operieren gehen.
Wollte ich meinen Arbeits*platz* behalten, musste ich
so weiterleben wie bisher. Es war zum Haare
raufen. Was sollte ich nur tun.

Ich entschied mich für die O.P. und machte den
Termin. Dann erzählte ich es in der Firma. Da war
man wie erwartet, überhaupt nicht davon angetan.
Ich spürte es im Benehmen, dass man ernsthaft
überlegte mich raus zu schmeißen.
So rief ich die zuständige Neurologin an und fragte
sie nach ihrer ganz ehrlichen, persönlichen
Meinung ob es denn wirklich keinen anderen Weg
gab um die O.P. zu umgehen. Überraschender
Weise gab es den tatsächlich! Man musste gar nicht
sofort operieren. Sie riet mir Vitamin B6 zu
nehmen. Außerdem eine spezielle Schiene in der
Nacht. Akupunktieren würde evtl. helfen und vor
allem ein starkes Rheumamittel… wie ich es
ohnehin die meiste Zeit nahm.

WIE *stark* so ein Mittel wirklich sein konnte um in kürzester Zeit die gravierenden Blockaden in der Hand tatsächlich zu beseitigen, fand ich schon sehr bald heraus...

Doch zunächst kämpfte ich mal wieder mit einem akuten Schub. Es war die Hüfte, mein *bevorzugter Favorit*... Himmel Herrgott, warum musste das grad wieder während der Arbeitszeit sein?? Warum konnte der *Hund* nicht bis zum Abend warten wo mich kein Mensch sah!
Ich quälte mich zum 2. Mal in diesem Monat, hundselendig durch die Feinkost und die Schmerzen wurden minütlich schlimmer. Das konnte so nicht weiter gehen, ich musste heim, und brauchte meine Krücken denn da braute sich ein Orkan zusammen. Panik stieg langsam in mir auf.

Als ich nicht mehr konnte und mich grad draußen am Waschbecken festklammerte, kam die Chefin schon wie beim letzten Mal her und sagte: „Fahr heim. Ich hab schon die R. angerufen, sie kommt und löst dich ab. Das ist ja nicht zum anschauen. Und vor allem, was sagen denn da die Kunden dazu? Die wissen ja nicht wie´s dir geht. Die sehen nur dass du dich da in Zeitlupe bewegst und könnten das vielleicht negativ auffassen. Fahr heim. Und vielleicht hilft's dir, wenn du morgen auch gleich daheim bleibst? Tu dich *auskurieren*".

„Tja auskurieren wär ja sehr nett, nur leider funktioniert das bei mir nicht. Das ist nicht so wie bei einer normalen Grippe. Aber danke, das ist lieb, ich fahr heim nur weiß ich noch nicht ob ich morgen kommen kann oder nicht. Ich hab absolut keine Ahnung wie es mir in den nächsten Tagen gehen wird.

Kann sein dass ich es mit den Tabletten wieder in
den Griff krieg´.“ Oder auch nicht.

Sie konnte es, wie meine anderen Kolleginnen
auch, nicht verstehen dass es mir manchmal
einfach so einschoss als hätte mich plötzlich der
Blitz getroffen. Sie kannten meine Welt nicht in der
ich ständig aufpassen musste mir nicht die Zunge
ab zu beißen. (Aus diesem Grund lernt man recht
schnell die Zunge hinter den Zähnen zu verstecken,
und diese fest zusammen zu pressen wenn einen
eine Schmerzattacke überkommt...)

Ich schleppte mich also mit Müh und Not hinaus
zu meinem Auto und versuche dort die Kupplung
zu treten. Es war unmöglich. Kleinste Bewegungen
lösten eine Welle aus, die mir bis in die Zehennägel
fuhr. Hüftschmerzen und Autofahren. Das vertrug
sich nie.
Ich probierte es noch zwei-drei Mal und heulte vor
Verzweiflung. Ich war hier praktisch im Auto
gefangen, konnte noch nicht mal nach Hause
fahren. Ich versuche drei meiner Freunde zu
erreichen, doch niemand hatte Zeit, denn sie waren
alle in der Arbeit.
Ich rief meinen Mann an ob **er** mich vielleicht
abholen und nach Hause bringen könnte. Er war
zwar auch in der Arbeit, aber er ließ alles stehen
und liegen und kam sofort zu mir. Daheim rief er
seine Chefin an und ließ sich den Tag in
Pflegeurlaub schreiben um mich optimal versorgen
zu können. Und „Versorgung“ brauche ich auch.
Ich kam mir vor wie ein Baby, konnte mich noch
nicht einmal alleine ausziehen. Es war ein Krampf.
Da soll man nicht wahnsinnig werden.

Zwei Tage später ging´s mir wieder so einigermaßen gut dass ich wieder in die Arbeit fahren konnte. Es war unnötig länger daheim zu bleiben wenn ich halbwegs laufen konnte, denn es würde sich ja auch nach einer noch so langen Schonfrist nichts ändern wenn sich eine Entzündung unaufgefordert aufdrängen wollte.

So kam ich also in der Filiale an und meine Chefin rief mich gleich zu ihr ins Büro. Eine Mitarbeiter Besprechung unter vier Augen, das bedeutete nichts Gutes.
Und tatsächlich legte sie mir nun nahe, mir vielleicht einen anderen Job zu suchen. Einen der nicht körperlich so anstrengend für mich war. Vielleicht ins Büro oder so. Sie meinte es nur *gut.*

Ich aber mochte meinen Job, ich wollte das machen. Ich war froh überhaupt wieder eine Arbeit gefunden zu haben. Außerdem war ich echt gut in dem was ich tat. Nochmal Arbeitslos zu sein, das konnten wir uns einfach nicht leisten.
Seit mein Mann nämlich endlich auch eine fixe Stelle bekommen hatte, erholten wir uns langsam wieder finanziell. Jetzt mir eine neue Stelle zu suchen, kam für mich einfach gar nicht in die Frage.

Ich war alarmiert. Es musste sich irgendetwas tun damit ich nicht wieder meinen Job verlor. Ich brauchte einen sicheren Schutz wie ich die nächsten Jahre unbeschadet *überlebte.*

<u>Humira</u>

Das war der Zeitpunkt als ich zum ersten Mal wirklich ernsthaft über die „Biologika" nach dachte. Seit Jahren schon drängte mich ja mein Arzt deswegen, meinte dass ich auf Dauer nicht drum herum kommen würde.
Angeblich wäre ich genau die richtige „Zielgruppe" an Patient, für die so ein Medikament entwickelt worden war. Erst wenn man sämtliche anderen Therapien ausprobiert hatte, auf Kur war, auf keine Tabletten so richtig ansprach, erst dann würde einem das sau teure Mittel genehmigt werden.
Wie ich hörte, sollte eine einzige Remicade Infusion knappe 2.000,- € kosten!! Unvorstellbar.
Na wenigstens waren wir nicht in Amerika wo wir uns so eine Wunderdroge selbst bezahlen müssten. Hier übernahm das Gott sei Dank die Krankenkasse für uns. Vorerst zumindest noch.

Viel zu lange hatte ich mich schon *dagegen* gewehrt. Nun war die Zeit offenbar gekommen. Irgendwie dachte ich ja immer, dass es doch auch *anders* gehen musste. Dass ich diesen *letzten* Weg quasi nur dann gehe, wenn mir wirklich nichts anderes mehr half und übrig blieb. Denn wenn ich erst mal SO weit war, naja da war ich aber dann schon wirklich massiv „am Sand".
Ich versuchte mir innerlich immer wieder ein zu reden, dass es mir ja gar nicht sooooooo schlecht ging. Dass es anderen doch viiiel, viel schlechter ging als mir. Das mochte wohl stimmen, doch mein Arzt war da trotzdem anderer Meinung.

Laut ihm hätte er schon vor längerer Zeit den Antrag für mich gestellt, der sofort ohne mit der Wimper zu zucken befürwortet worden war. Oha!

Er würde nur noch meine Unterschrift und eine
Blut & Harnuntersuchung benötigen und ich
könnte sofort mit den Spritzen beginnen. Den
Spritzen??! Wovon redete der Mann.
Mir war bisher nur die Remikade bekannt. Ich
wusste zwar dass es angeblich noch andere
ähnliche Mittel geben sollte, doch ich hatte mich
einfach noch nicht näher damit beschäftigt.
Angeblich sollte ich aber keine Zeit mehr verlieren
weil sich mein Körper bereits veränderte.
So wies aussah, hatte sich meine Hüfte bereits ein
Stück verschoben, weshalb ich unmerklich ständig
hinkte. Die spezielle Schuheinlage glich das sauber
wieder aus. Aber auch bei meiner
Lendenwirbelsäule hatte sich einiges getan und mit
dem Knie sollte ich sowieso punktieren gehen.
Schließlich war Bechterew nicht heilbar, aber
Stoppen konnte man ihn durchaus!

So entschloss ich mich nun also den großen Schritt
zu wagen und mich nicht mehr innerlich dagegen
zu sträuben. Ganz egal was da nun in mich rein
gepumpt wurde. Pfeif auf die angeblichen *Maus-
Gene* da drin! Hauptsache es wirkte! Mein Vater
war für mich der allerbeste Beweis denn er war seit
der ersten Infusion an, völlig schmerzfrei!!

So wurden mir also die Unterschiede zwischen den
verschiedenen Medikamenten erklärt, wonach ich
mich dann für eines davon entscheiden musste. Ich
war froh dass es noch andere zur Auswahl gab,
denn Remikade gefiel mir nicht besonders. Ich
wollte mich nicht wirklich für zwei Tage ins
Krankenhaus legen und jeden 2. Monat extra zum
Arzt fahren um sich an eine 2-4stündgie Infusion
anhängen zu lassen... Naja.

Aus dem Grund würde eventuell **EMBRELL** oder
HUMIRA praktischer für mich sein. Diese zwei
Namen hatte ich bis dato überhaupt noch nie
gehört. Bei beiden handelte es sich um Spritzen,
die man sich regelmäßig zu Hause SELBER geben
konnte!! Oh mein Gott. Ich und Spritzen. Das war
ungefähr so wie ich und Spinnen. Das ging gar
nicht. SELBER geben… der war gut.
Ich konnte ja noch nicht mal so zuschauen wenn
mir Blut abgenommen wurde oder ich sonst
irgendeine Nadel sah.

Ich entschied mich für *Humira*. Der Name gefiel mir
irgendwie und man musste es NUR alle 2 Wochen
spritzen, statt wöchentlich wie Embrell. Im Übrigen
war es völlig ohne Maus-Gene, was nun neu war.
Angeblich sollte es noch andere Mittel geben doch
davon weiß ich nichts genau.

Ich saß nun also bei der Schwester die mir zeigen
sollte, wie man sich richtig eine Spritze gab. Mein
Mund war völlig ausgetrocknet und mein Herz
klopfte mir bis zum Hals. Ich wollte mir das Zeug
nicht selber spritzen, sowas brachte ich einfach
nicht fertig. Doch der Schwester waren diese
Bedenken zum Glück nicht fremd. Vermutlich
waren die Wenigsten so ein harter Hund, und es
ging den Meisten auch nicht anders.
Sie stach mir die Nadel in den Oberschenkel und
erklärte mir dass dieses Serum nicht übers Blut,
sondern über die Haut aufgenommen wurde. Na
wenigstens was. So war vermutlich weniger Blut zu
erwarten weil die Nadel offenbar nicht so lang war.
Weh tat es trotzdem, denn es brannte wie verrückt.

Sie gab mir eine süße, kleine Kühltasche mit
Spezial-Kühlgelbeutel mit.

Da drin sollte ich mein Humira das ich mitbekam,
nach Hause transportieren. Die Fertigspritzen
mussten nämlich immer kalt gelagert werden.
Daheim also ab in den Kühlschrank damit. Holte
ich es mir aus der Apotheke, sollte ich immer
darauf schauen dass es sich nicht nur kalt
anfühlte, sondern auch gleich danach wieder kühl
gestellt wurde.
Flog man in den Urlaub, fuhr zur Kur oder begab
sich sonst irgendwie auf Reisen, war die kleine,
spezielle Kühltasche also super praktisch.
Das Gel hielt stundenlang eiskalt und die Spritzen
konnte man sich dann am Zielort im Kühlschrank
deponieren lassen. Sofern es dort die Möglichkeit
gibt, wonach man sich vorher immer erkundigen
sollte.

Das einzige woran ich mich nun in Zukunft würde
halten müssen, waren regelmäßige Blut- und
Harnabgaben. Bei verschiedenen Abweichungen
sollte man das 1x monatlich checken lassen,
ansonsten jeden 3. Monat. Außerdem war ein
jährlicher Lungenfunktionstest wichtig weil Humira
auf die Lunge gehen konnte.

Ich studierte die Informationsbroschüre die ich mit
bekommen hatte: Der Wirkstoff war nun
„Adalimumab". Das war ein komisches Wort wie
ich fand, klang nun gar nicht mehr niedlich. Egal.
Der Hersteller nannte sich Abbott Laboratories und
es handelte sich auch diesmal um einen *TNF-
Alpha-Blocker.* Auch dieses Mittel wurde unter
anderem bei Morbus Crohn eingesetzt und es
unterdrückte ebenso die Immunabwehr, also
machte einen anfälliger für Infektionen. Ähnlich wie
bei einem Aidskranken vermutlich, hatte man dann
kaum mehr Abwehrstoffe, weshalb man ab sofort
zusätzliche Vitamine zu sich nehmen sollte um sich
vorsorglich zu schützen.

Was den genauen Preis betraf, so fand ich keine
genauen Angaben. Doch angeblich soll Humira
eines der teuersten Medikamente auf dem
deutschen Markt sein und ein Vermögen kosten!
Angeblich sogar doppelt so viel wie Remicade. Naja-
schließlich war es ein völlig neu entwickeltes
Arzneimittel und sollte angeblich Wunder wirken.
Sowas hatte halt schon mal seinen Preis.
Die möglichen Nebenwirkungen überflog ich
absichtlich weil mich das nur verunsichert hätte.

Unerwünschte Wirkungen könnten z.B.
Kopfschmerzen, Übelkeit und Erbrechen,
Hautausschläge, Veränderungen im Blutbild oder
erhöhte Leber-Enzymwerte sein. Außerdem
Reaktionen an der Einstichstelle, wie
Schwellungen, Rötung oder Juckreiz.

Nie vergesse ich den 1. Tag nach meiner allerersten
Humira-Spritze damals beim Arzt. Ich war
wahnsinnig neugierig wie – und ob es überhaupt
bei mir wirken würde. Ob ich tatsächlich schon am
nächsten Tag was merkte?? Ich war so aufgeregt.
Ich konnte es in der Nacht kaum erwarten
aufzustehen. Dann kam der Moment der Wahrheit-
mein Wecker klingelte… ich wachte auf und…
spürte nichts!
Zum Ersten Mal seit ewiger Zeit tat mir **absolut
überhaupt** nichts weh! Das war ja sensationell!! Ich
konnte es nicht glauben. Überglücklich dehnte und
streckte ich mich im Bett, ohne dass mein Kreuz
mir eine Oper vorsang. Es war fantastisch.

Brauchte ich vorher noch regelmäßig jeden Monat
meine diversen Tablettenschachteln, blieb das nach
der Spritzenkur von einem Tag auf den anderen
völlig aus.

Ich brauchte das Zeug nicht mehr denn ich
reagierte so großartig auf den neuen Wirkstoff, dass
ich wie ein Drogenjunkie einfach nix Anderes mehr
wollte und süchtig wurde nach dem neuen
Lebensgefühl.
Zum ersten Mal seit 20 Jahren fühlte ich mich
wieder schmerzfrei und vor allem- wie ein *richtiger*
Mensch! Ganz *normal,* wie alle anderen auch.

Was ich ebenfalls nie vergessen werde, ist meine
allererste Spritze die ich mir zu Hause *selber* setzen
musste. Der Arzt hatte mir zwar angeboten jederzeit
in die Praxis zu kommen wenn ich mir zu unsicher
war, aber ich wollte das alleine schaffen. War ja
gelacht!

So verzog ich mich erst mal auf die Toilette(!) Ein
besserer Ort fiel mir gerade nicht ein da ich hier
komplett allein und völlig ungestört war. Ich kam
mir vor meinem Mann ein bissl blöd vor weil er mir
unbedingt zusehen wollte. Ich war aber so schon
aufgeregt genug.
So rieb ich meinen Schenkel mit dem beigelegten
Desinfektionstüchlein ein. Dann nahm ich die
Spritze aus der Verpackung. Mein Herz drohte vor
Anspannung in der Brust zu zerspringen. Mein
Gott war ich nervös. In meinem ganzen Leben hatte
ich mir noch nie zuvor eine Nadel selber rein
gestochen. War ja widerlich.
Ich brauchte etliche Sekunden um mich zu
überwinden. Immer wieder setzte ich die Nadel an,
und traute mich dann doch nicht hineinzustechen.
Wenn es nun nicht weit genug war und das Mittel
nebenbei rauslief? Wenn ich nun eine Ader traf und
es stark blutete? Am meisten aber hatte ich Angst
dass es furchtbar weh tat. Schließlich war ich nur
ein Laie, und kein Arzt.

Ich platzierte also die Nadel an die gewünschte
Stelle, und hielt die Luft an. Ich wagte kaum zu
atmen um nicht allzu sehr zu zittern. Dann stach
ich langsam hinein. Hui! Die Nadel war drin.
Nun musste ich nur noch abzudrücken und das
Mittel rein zu quetschen. Auch das funktionierte
einwandfrei. Außer dass es höllisch weh tat, dürfte
ich die Sache ganz gut gemacht haben. Ich war
mächtig stolz auf mich- und vor allem seehr
erleichtert.

Die erste Zeit hatte ich immer wieder Kopfweh, und
manchmal war mir auch ein bisschen schwindlig.
Das ging kurz nach der Injektion schon los und
dauerte meist nur ein paar Stunden. Wenn DAS die
bösen, bösen Nebenwirkungen waren damit ich
ansonsten 2 ganze Wochen lang schmerzfrei war,
dann nahm ich das doch sehr gerne in Kauf!
Es dauerte aber nicht lange bis ich drauf kam, dass
der Schwindel und das Kopfweh vermutlich daher
kam, dass ich beim rein stechen der Nadel immer
die Luft anhielt. Bestimmt hatte ich dadurch
akuten Sauerstoffmangel, vor allem weil ich auch
nach wie vor in dem kleinen WC saß. Erst als ich
lernte ruhiger dabei zu atmen, vergingen auch die
Beschwerden hinterher.

Dafür hatte ich nun ständig blaue Flecke. Mein
ganzer Oberschenkel war bald bunt gefärbt wie ein
Osterei und jede einzelne Farbe war darauf
vertreten. Von dunkelblau zu hellem gelb, weil es,
wie die Wunden die nun langsamer verheilten,
immer ewig dauerte bis sie wieder verschwunden
waren. So wies aussah erwischte ich wohl immer
wieder mal eine Ader oder stach mir einen Muskel
durch. Außerdem tat mir auch jeder einzelne Stich
immer wieder weh.

Irgendwer gab mir dann mal den Tipp mich doch in den *Bauch* zu stechen. Dies tat angeblich nicht nur weniger weh, sondern verringerte auch die Gefahr in einen Muskel zu stechen weil man dort mehr *Frühlingsrollen* zur Verfügung hatte.
Ich stach mir also in die Schwarte und hatte tatsächlich so ein Erfolgserlebnis, dass ich *es* von da an nur noch am Bauch machen wollte.
Meine „Begeisterung" legte sich aber spätestens nach der 3. Injektion in die Schwabbelgegend denn dann musste ich feststellen, dass die genau so weh tun konnte. Offenbar war jede einzelne Spritze die ich mir setzte anders. Mal erwischte ich es so perfekt, dass ich keinerlei Einstich spürte. Im Idealfall tat auch das Serum dann nicht weh. Manchmal aber war ich so empfindlich, dass nicht nur der Stich, sondern besonders dann das Mittel wenn es reingedrückt wurde, höllisch brannte. Im schlimmsten Fall erwischte ich dann wieder eine Ader, wo ich zwar meist das Hindernis spürte, es aber dann trotzdem durchstach, was danach nicht nur blutete, sondern auch einen gigantischen blauen Fleck zur Folge hatte. Auch am Bauch. Nicht selten musste ich zwei- oder gar drei Mal mit der Nadel ansetzen weil grade diese eine Stelle wegen einem Nerv oder so zu schmerzhaft war.

Irgendwann war ich schon so routiniert, dass ich mir die Nadeln dann schon ohne Verzögerung rein jagte. Ich hatte mich in den letzten 6 Jahren quasi selbst therapiert. Die Angst vor Spritzen war zwar immer noch da, aber ich hatte einfach keine Zeit mir Gedanken darüber zu machen. Das *Monster* in mir wollte einfach so gerne wieder schlafen gehen… Denn immer wenn *es* wach war und sich meldete, merkte ich halt von Zeit zu Zeit dass mein Bechti doch noch *lebte*.…

Ich freute mich regelrecht auf mein Humira. Dann schickte ich den Teufel wieder in das Traumland, und dachte so bei mir: Lass mich bloß in Ruhe mit dem Schmarren und hau bloß ab!

Für all Jene die sich auch nach mehrmaligen Anwendungen nicht recht überwinden können sich die Nadel selbst rein zu stechen, gibt's den sogenannten PEN. Einen Injektor wo sich die Nadel im Inneren befindet und man sich die auf Knopfdruck quasi binnen Sekunden reindrückt, ohne dass man zuschauen muss. Die Lösung schießt dann rein, … tut aber meist genau so weh wie die normale Spritze!
Wenn man sich den Pen zum ersten Mal ansetzt, muss man aufpassen dass man das Ding aus Reflex nicht vorzeitig wegzieht, denn dann ist alles futsch. Die kostbare und wertvolle Flüssigkeit läuft in dünnen Rinnsalen den Bauch oder den Schenkel herab, ohne dass man es noch irgendwie retten könnte. Schön also immer die Gebrauchsanweisung beachten, oder es sich genau von einer Schwerster oder dem Arzt zeigen lassen.

Wenn es einem lange Zeit so gut geht und der Schmerz ständig unterdrückt wird, so vergisst man die Krankheit leider recht schnell. Das Gehirn stellt sich langsam wieder um und löscht diverse *Daten.* Man traut sich wieder mehr zu, was man vorher aus Angst vor dem Schmerz besser unterlassen hat. Leider ist die Krankheit aber nicht tot, sondern eben nur auf Eis. Wacht sie aus ihrem Tiefschlaf auf und rülpst, zieht es einem glatt den Boden unter den Füßen weg weil man vergessen und verlernt hatte, wie weh so ein Schub tun kan. Das ist die Phase wo man es zusätzlich mit Tabletten in Schach zu halten versucht. Bei besonders aggressivem Anfall, wirkt die Spritze allein nämlich nicht. Da hilft man halt einfach ein bisschen nach.

Das einzig mühsame an der ganzen Sache ist der
Zustand, dass man, nicht wie früher 6 Stück,
sondern nunmehr <u>eine einzelne</u> Packung bei der
Krankenkasse genehmigt kriegt. In einer Schachtel
sind zwar 2 Spritzen drin, reichen aber nur für
einen Monat. Hierfür muss also alle 4 Wochen bei
der Kassa oder dem Arzt angerufen und beantragt
werden, dann erst kann man sich das Rezept holen
und in die Apotheke tragen. Dort müssen die
Spritzen dann erneut extra bestellt werden und
sind in der Regel erst nach 2 Tagen abholbereit.
Nur 1-2 x im Jahr gibt's in Ausnahmefällen, wenn
man zur Kur, oder in Urlaub fährt, auch 2
Packungen verschrieben. Ansonsten werden das
Telefonat, der Arztbesuch und der 2malige Gang
zur Apotheke, zum monatlichen Ritual.

Zwei Jahre hatte es in Etwa gedauert, als ich meine
erste akute Kehlkopf- und Stimmbandinfektion
bekam. Damals wusste ich noch nicht, dass mir
diese so genannte **Laryngitis**, also die chronische
Entzündung von Hals-und Rachenraum, von nun
an *regelmäßig* blühte.
Mit Humira musste ich auf jeden Fall pausieren,
weil es bei Infektionen angeblich nicht wirkte.
Das Problem war ja, dass ich damit als Verkäuferin
gleich für über eine Woche aus dem Verkehr
gezogen war. Schach-Mach gesetzt, weil ich keinen
einzigen Pieps mehr heraus brachte.

Diese *Kehlkopf-Party* feierte ich von nun an 1-2 x
im Jahr. Meine Chefin hatte damit
erwartungsgemäß aber keine Freude. Eines Tages
holte sie mich mal wieder in ihr Büro und fragte
mich:

„Ohne dass ich dir zu nahe treten will, aber wäre es
nicht besser mit diesen *komischen* Spritzen auf zu
hören durch die du so oft die Halsentzündungen
kriegst?!" Ich glaubte ich hör nicht recht.
Ich hatte ihr natürlich von meinen neuen Wunder-
Spritzen erzählt, schließlich sollte sie keinen Anlass
mehr sehen, dass mir meine Arbeit zu anstrengend
wär.
„Entschuldigung, aber ich bin seit ich diese
komischen Spritzen nehme, absolut Schmerzfrei!
Ich weiß dass das für einen völlig gesunden
Menschen wie dich nichts Besonderes ist, aber ich
kann seit dem wieder leben! Ich fühl mich komplett
wie neu geboren, weil ich seitdem wieder ganz
normal gehen und laufen kann, wie jeder andere
auch". Sicher eine Spur hysterischer als gewollt,
keifte ich sie weiterhin giftig und kampfbereit an:
„Sei mir bitte nicht bös, aber wenn Hals-
Entzündungen die einzige Nebenwirkung von
diesem super Medikament sind, dann nehm ich das
wirklich gern in Kauf! Wenn ihr mich deswegen
kündigen wollt weil ich 1-2 x im Jahr für eine
Woche im Krankenstand bin, dann sag´s mir bitte
gleich damit ich mich drauf einstellen kann".
„Nein, nein –so hab ich's doch gar nicht gemeint.
Das musst eh du selber wissen was dir gut tut und
was nicht, aber ich mein halt nur...".
„Nein, ich verzichte ganz bestimmt nicht mehr auf
die Spritzen. Da gibt's für mich kein Drüber-
Nachdenken mehr". Damit war das Gespräch für
mich beendet.

Aufgrund des enormen Erfolges bei mir, begann
irgendwann auch mein Mann mit dem Humira.
Leider half es ihm aber nicht so wie mir, denn er
hatte nach wie vor akute Schmerzen.

Zwar sprach er die ersten zwei Jahre auch sehr gut
darauf an, doch dann ließ die Wirkung leider
langsam immer weiter nach, und er brauchte
immer öfter zusätzliche Tabletten.
Weil ihn dieser Zustand deprimierte, stoppte er
Humira, und stieg auf das ähnliche Embrell um.
Leider half ihm das aber noch viel weniger, sodass
er dann doch wieder bei Humira blieb.

Mal waren *seine* Werte schlechter, dann wieder mal
meine. Mal war *ich* in meiner Beweglichkeit etwas
eingeschränkt, dann wieder mal *er*... Wir
wechselten uns in allem ab. Machten beide das
Selbe durch. Hipp, Hipp Hurra.

Weil ER mit seiner Hüfte aber noch viel bedienter
war als ich, beantragte er irgendwann zu seinem
normalen Behindertenausweis auch die „Geh-
Behinderung" dazu. Mit diesem Zusatz war er nun
berechtigt sich nicht nur steuerliche
Vergünstigungen zu holen, sondern gratis in jeder
Kurzparkzone zu parken, und auch jeden offiziellen
Behindertenparkplatz zu benützen.
Dazu war nicht nur eine Untersuchung bei der
zuständigen Amtsärztin nötig, sondern zusätzlich
noch ein weiteres Attest von einem anderen,
unabhängigen Facharzt.

Leider war ihm das nicht jeder Mensch vergönnt.
Ein *Freund* sprach mich richtig direkt offen darauf
an, dass er es unverschämt fände weil es ihm doch
gar nicht sooo schlecht ginge, als dass es die „Geh-
Behinderung" rechtfertigte.
„Der *simuliert* doch nur... Und überhaupt- seit
wann hinkt er denn??"
„Bitte?? Schon immer! Er hat nachweislich eine
kaputte Hüfte, beide Gelenke sind bereits
angefressen und geschädigt!"

„Ah geh, der geht doch einfach nur so schlampig.
Anderen geht's doch noch viel schlechter als ihm".

Ich war schockiert.

Das hätte ich nun wirklich nicht von ihm gedacht.
Ich war enttäuscht über diese Einstellung und
seiner falschen Meinung.
Ich klärte meinen Freund auf, dass mein Mann,
wenn er denn einen Schub hatte, es vermied nach
Draußen zu gehen. Er lag dann, so wie ich auch, zu
Hause auf der Couch weil er sich vor Schmerzen
kaum rühren konnte. Nur sah es halt dann keiner.
Wenn er dann mal zu Besuch kam- musste es ihm
schon relativ gut gehen. „Es hat schon einen Grund
dass er nach einer Stunde sitzen immer unruhiger
wird und nur noch hin und her rutscht, weil er
nicht mehr sitzen kann. Oft steht er dann ja auch
auf und geht umher... ist dir das noch nie
aufgefallen?"
„Ja schon, aber das kommt doch nicht von der
Krankheit, der war ja schon immer so ein
unruhiger Geist...". Aja. Alles klar.

Man kann es den Leuten ja nicht mal übel nehmen
dass sie so über uns Kranke denken. Krank zu sein
ist ein Zustand, mit dem man als Gesunder einfach
nichts zu tun haben möchte. Viele sind eben so
oberflächig und wissen es gar nicht zu schätzen,
welch Glück sie eigentlich mit ihrer Gesundheit
haben. Manche aber sind einfach nur verunsichert
und haben Angst vor dem was sie nicht kennen.

*„Ich kann da nichts dazu sagen, weil ich Gott sei
Dank gesund bin und keine Ahnung von all dem Leid
habe!"* ... die Meinung einer Freundin.

Epilog/die Gegenwart

Seit 6 Jahren schon fährt mein Mann nun jedes Jahr allein auf Kur. 6 Jahre in dem ich währenddessen nach wie vor um meine 50% im Behindertenausweis kämpfe, damit ich auch endlich die Sicherheit habe, nicht ständig auf dünnem Eis zu wandeln.

M. nutzt abwechselnd mal den Stollen und mal die Kältekammer weil ihm angeblich beides hilft. Da bei der Kältetherapie aber hinterher keine negativen Reaktionen zu erwarten sind, ist ihm diese dann doch noch ein bisschen lieber.

Dieses Jahr war er in *Bad Schönau* doch leider zahlte ihm die Kasse überraschender Weise keine Kältetherapie mehr und er musste es selbst berappen. Ob es nur am Arzt lag der dies nicht ausdrücklich beim Ansuchen notiert hatte, oder die Kryo wirklich nicht mehr unterstützt wird, wissen wir bis heute nicht.

Zurzeit quält er sich mit einem lästigen und überaus hartnäckigen Hautausschlag rum, der ein aufdringliches Geschenk von Humira ist.

Bei der Turngruppe hat sich in all den Jahren auch einiges getan. Immer wieder sterben hier liebe Mitglieder weg. Das tut weh und ist traurig weil jeder einzelne Bechti fehlt. ☹

Ich persönlich musste die Gruppe nun leider nach so vielen Jahren auch endgültig verlassen, weil es mir beruflich nicht möglich gemacht wird, an diesem einen Nachmittag in der Woche frei zu kriegen. Der Großteil der Mitglieder sind bereits Pensionisten, ich aber muss die meiste Zeit in der Arbeit stehen. Zum Glück hatte uns der Gruppenleiter einst eine DVD mit hilfreichen Übungen für daheim mitgegeben dass wir diese wenigstens zu Hause nutzen können.

20 Jahre ist es nun schon her, dass ich mit meinem lästigen Untermieter lebe der keinen Zins bezahlt. 20 Jahre in dem ich einen wahrlich **steinigen** Weg gegangen bin, der sich nun langsam zu feinem Kies verwandelt hatte…
Seit über 6 Jahren spritze ich jetzt schon Humira. Und seit genau dieser Zeit bin ich ein völlig neuer Mensch geworden.
So möchte ich hier an dieser Stelle nun keine Werbung machen für Medikamente! Um Gottes Willen, jeder kann froh sein wenn er die (noch) nicht braucht! Wenn einem noch die Schulmedizin oder sonstige alternative Heilmethoden weiter helfen.
Fakt ist nur: Dass es *mir persönlich* die letzten paar Jahre besser geht, als alle 15 Jahre zuvor. Und dass ich es ohne Humira nicht mehr geschafft hätte. Wer weiß- wie lange mir diese Dosis noch optimal helfen wird. Welche Nebenwirkungen ich vielleicht einmal dadurch bekomme.
Ich weiß nur dass ich viele kostbare und wertvolle Jahre verpasst habe weil die Wissenschaft früher noch nicht so weit war, **und ich auf Knien dankbar bin für jeden einzelnen schmerzfreien Tag.**

Die Krücken, meine einst allerbesten Freunde, liegen auch heute noch unter meinem Bett, als *Vorbeugung* und *Verhütung*. Wie mit dem Regen der kein Tröpfchen gibt, wenn man einen Schirm dabei hat. Doch wehe man hat nichts bei sich, dann schüttet´s garantiert aus Kübeln. Genau so sehe ich das mit den Gehhilfen. Sie sollen ein Mahnmal darstellen, für die bisher schlimmste Zeit in meinem Leben, und dass ich sie hoffentlich nie, nie wieder brauche…